抗HIV/エイズ薬の考え方、使い方、そして飲み方 ver.3

ゼロエイズと「新時代」のために

岩田健太郎

中外医学社

ver. 3 の「はじめに」

「抗 HIV/エイズ薬の考え方，使い方，そして飲み方 ver. 3　ゼロエイズと「新時代」のために」を上梓いたします．

過去に書いたように，HIV 感染のケアについては 1990 年代後半ですでに「完成」していると思います．効果的な抗レトロウイルス療法（ART）の開発により，患者の予後は劇的に改善し，HIV 感染は死なない病気になりました．あとから出てくる新薬はすべて ART の「バージョンアップ」に過ぎず，本質的には我々のケアの形はこの 20 年ちょっと，ほとんど変化していないのです．

個々の患者のケアは大きな進化はありません．が，HIV/エイズケアに「新時代」がやってくる．ぼくはそう考えています．これが今回，ver. 3 を書いた理由です．

一つは，ゼロエイズです．ゼロエイズはもちろん，「ゼロコロナ」のもじりです．しかし，オミクロン変異株が出てきてから抑え込みがほぼ非現実的になってきた SARS-CoV-2 感染症，COVID-19 に対して，HIV の新規感染は「本当に」ゼロにできます．もちろん，現在存在する HIV 感染者を「非感染者」にする実質的な方法はまだありません（例外はありますが）．しかし，それとて ART の活用で CD4 を伸ばし，エイズ発症自体はゼロにすることは可能です．

本稿執筆時点では，日本の HIV/エイズ患者は減少傾向です．そして，我々が行ったベイズ推計を加味した時系列解析によると，このペースを保っていれば 2031 年には日本での HIV 感染者の新規発生をゼロにすることは可能です（あくまでも，可能性のあるシナリオの一つであり，「そうなる」という予測ではありません）．まあ，新型コロナで世の中全体が激変してしまったので，この趨勢は良い方にも悪い方にも「ぶれる」可能性もあるのですが．

ART で血中のウイルスを検出感度未満にすれば，コンドームなしでのセックスでも HIV 感染は起きない可能性が高いです．これが U=U（Undetectable equals untransmittable）という概念です（後述）．

新規感染をゼロにし，エイズ発症をゼロにする．「ゼロエイズ」にはこの 2 つの意味が込められています．どちらも，実践可能ですし，世界のあちこちでこの実現が目指されています．

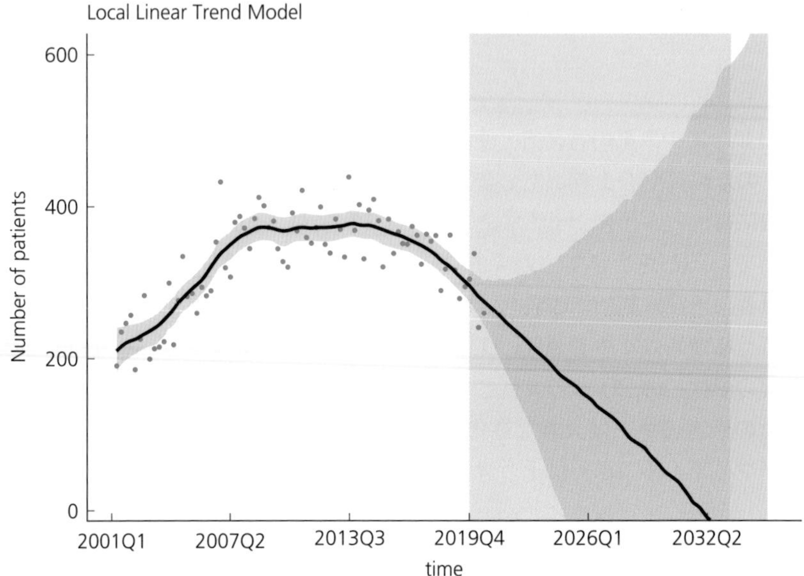

HIV 予想図

（Iwata K, Miyakoshi C. Can Japan achieve zero transmission of HIV? Time series analysis using bayesian local linear trend model. Kobe J Med Sci. 2021; 66: E175–179.）

新規感染がゼロになり，エイズ発症がゼロになったとき，我々には新しい時代，「新時代」がやってきます．

そのときは，おそらく「専門家」の時代は終焉します．HIV 感染者はプライマリ・ケア医にみてもらうのが主流になるのです．あれ？　この話，前のバージョンでもやったな．まあ，いいか．

新時代の医師，看護師，薬剤師，ソーシャル・ワーカーなどなど，HIV 感染に関係するかもしれないすべての人達（あと，学生さんも）のために本書を書きました．「HIV 界隈の人」という業界の狭い世界は本書のターゲットではありません．文字通り，すべての医療従事者が本書の想定読者なのです．みんなが買ってくれたら本書はベストセラーやん！　あ，あとお薬を飲む患者さんも，本書は想定読者にしています．よって，めっちゃわかりやすい，ためになる内容を目指しました．

現実は厳しくて，HIV に関心を持っていただける医療者は稀有な存在です．こんな本を書いてもなかなか手にとっていただけない可能性が高いです．せめて，立ち読みでもいいのでちょっと読んでいただけると嬉しいです！

2023 年 4 月

岩田健太郎

ver. 1 の「はじめに」

こんにちは．岩田健太郎と申します．本書を手に取っていただきましてありがとうございました．

これを書いているのが 2011 年，エイズという病気が認識されるようになったのが 1981 年．あれから 30 年の月日が流れたのでした．当時は不治の病であったエイズですが，治療の進歩のおかげでこの病気のあり方は劇的に変化しました．外来治療で薬を飲み続ければ，（おそらく）天寿を全うできるのではないか，という病気，糖尿病や高血圧のような慢性の病気にかなり近づいてきたのです．

治療が進歩したのはとてもよかったのですが，ちょっと困ったことが起きました．治療薬の選択肢が増え，これを理解したり使用することが難しくなってしまったのです．エイズ診療は日進月歩．診療ガイドラインも毎年……いや年に何度も改定されるというスピードです．情報量は爆発的に増え，患者さんはおろか，治療者も最新の知識についていくのに必死というありさまです．

で，本書はこうした進歩の早いエイズの治療薬についてまとめた本です．治療が進歩しても変わらないコアな部分をまとめ，爆発的に増える情報に翻弄されなくても（比較的）気軽にエイズとその治療薬について勉強できるように工夫してみました．できるだけとっつきやすいところから順番にやっていき，最後まで通読しやすいような構成になっています．また，たとえ最後まで読めなかったとしても，それなりの成果が得られることも目指しています（でも，最後まで読んでね）．

村上春樹の小説がそうであるように，ぼくはこの本をできるだけ読みやすい，リーダブルなものにしようと工夫しています．エイズが専門でない薬剤師さんや看護師さん，ソシアルワーカーさんや保健師さん，医学生，これから患者さんを診ようか…という感染症医，内科医，プライマリケア医などが読んでもさらさらと読めるよう努力しました（これは文字通り「努力」です．本は小難しく書くのは割と簡単ですが，易しく，優しく書くのは結構大変なのです）．そして，ちょっと背伸びすれば実際に薬を飲んでいる，これから飲もうとしている患者さんにも読破できるような本を目指しました．

村上春樹の小説がそうであるように，この本は内容については全く妥協しないように努力しました．読みやすいけれども，内容のしっかりした本であるよう一所懸命この本を書きました.

ぼくは治療薬の開発者でもなければ，カッティングエッジな臨床試験の実践者でもありません．治療薬を処方してエイズの患者さんに処方しているユーザーの一人です．エイズの治療薬について何でも知っているバリバリのスペシャリスト，というわけではありません.

その代わり，ぼくのような「街場の」診療医はエイズの治療薬でつまずきそうなところ，難しいところ，誤解しやすいところを熟知しています．エイズの治療薬でつまずいたり，悩んだり，誤解した体験知は割とたくさんあるからです．そのような体験知は，まあ失敗談に基づくものが多いので，胸を張るような代物ではないですが.

教科書的な知識をバックボーンに，このような体験知を血肉にして，リズム感があり，読みやすい教科書になっていればよいなあ，と思います.

ちょっと定型的な注意です．本書に記載されている内容は正確を期すよう，著者が最善の努力を払いました．しかし，医学・医療の進歩のスピードはとてもはやく，とくにHIVの領域はそうです．また，患者さんの個別の事情により，本書の内容が必ずしも全ての患者さんに適応できない可能性があります．そのため，本書記載の内容に関した患者さんへの不測の事故に対して，著者ならびに出版社はその責を負いかねます．ご了承ください．最新の情報をゲットする助けとして，巻末に参考文献，参考サイトを示しました．こちらもご活用ください.

では，HIVとエイズの薬についてのお話，気楽にお付き合いください.

2011年3月

胸ふさがれる毎日なれど，春遠からじ関西にて　岩田健太郎

ver. 2 の「はじめに」

「抗菌薬の考え方，使い方 ver. 4」が完成し，やれやれと思っているとき，中外医学社の岩松宏典さんに，
「つぎは，HIV ですね」
と言われて，ぼくはそうですねえ，と生返事をしたのでした．

正直，HIV はもう終わったなあ，と思っていたので，いまいち気分が乗らなかったのです．

拙著「抗 HIV/エイズ薬の考え方，使い方，そして飲み方」が出版されたのは 2011 年．この段階で，ART（抗レトロウイルス療法）はまあ，完成されていたといってよいでしょう．その後も新しい薬が次々に登場しましたが，それはすべて完成された ART のマイナー・チェンジと言ってもよく，とくに「原則」や「世界観（パラダイム）」が変わったわけではありません．

同年には「ある日，ワタルさんはエイズになった．」という，まあ，一種啓発のための絵本も作りました（絵・土井由紀子）．2013 年には一般診療，救急外来などでのコモンな問題を扱った「HIV/AIDS 患者のトラブルシューティングとプライマリ・ケア」という本も仲間と作りました（南山堂）．さらに，2015 年には Paul Sax らの「HIV Essentials」を訳出しました（邦題「本質の HIV」メディカル・サイエンス・インターナショナル）．また，ハリソン内科学とシュロスバーグの臨床感染症学の監訳，翻訳も行い，とくに「ハリソン」の HIV のセクションは自分ですべて訳出しました．70 ページ以上の大セクションで往生したものです．とにかく，もう HIV についてこれ以上アウトプットは必要なかろう，という気分がぼくの中であったのです．

繰り返しますが，2011 年の段階で，ART はもう完成しているのです．いや，そうではないですね．1990 年代，まだ ART が HAART（ハート）と呼ばれていた時点で，そのコンセプトは完成していました．

HIV 感染者の予後は劇的に良くなり，入院患者は激減し，患者は何年も外来に通ってくる馴染みの患者となり，その余命は HIV 感染がない場合とほぼ同等と見積もられています．

Trickey A, May MT, Vehreschild J-J, Obel N, Gill MJ, Crane HM, et al. Survival of HIV-positive patients starting antiretroviral therapy between 1996 and 2013: a collaborative analysis of cohort studies. The Lancet HIV. 2017 Aug 1; 4 (8): e349-56

日本の感染症診療はわりと（少しはましになりましたが）悲惨です．予防接種や抗菌薬適正使用については，まだまだ申し上げねばならないことがたくさんあります．学会ガイドラインですら間違っていることが珍しくもありません．

一方，HIV/エイズに関していえば，日本の診療レベルは概ね標準化されているといってよいと思います．抗菌薬と異なり，ART を扱う医療者は非常に限定的です．その多くは主要な臨床試験やガイドラインの内容を把握しています．また，国内でも質の高い「手引き」が定期的に改定され，そのコンテンツは米国やヨーロッパのガイドラインと上手にハーモナイズされています（日本エイズ学会 HIV 感染症治療委員会 http: //www.hivjp.org/guidebook/）．デタラメな抗菌薬の使用は日常茶飯事ですが，まったくデタラメな ART というのはめったにお目にかかることはありません．

おまけに，治療薬の進歩のおかげで，以前は気をつけねばならなかった薬の副作用や相互作用のリスクもだんだん目減りしてきました．かつては難解極まりないと思われた ART は，現在ではさして難しくはない治療です．ART のハードルは着実に下がっているのです．医療者にとっても，患者にとっても．

HIV はもういいよ，とぼくが思ったのは，まあ，そうした事情のためでした．岩松さんには悪いけど，ぼくは他にもたくさんやることあるんだよねー．まあ，そんなふうに考えていたのです．

が，ぼくは甘かった．

きっかけは，些細な偶然でした．

2018 年 12 月，ぼくは大阪で開催されていた日本エイズ学会に参加していました．学会はいつもの会議場でやっていたのですが，大阪市中央公会堂で仲野徹先生と久坂部羊先生の興味深いトークショーがあることを知り，ぼくはこれを聴きに行ったのでした．

ちょっと早くついたので，三階のパネル展示を見ることにしました．大正 7 年（1918 年）にできたという公会堂は，風情があってとても居心地のよい建物です．

そこで展示されていたのが，メモリアルキルトと「Legends of AIDS Community」という，これまでエイズ問題に取り組んでいき，そして鬼籍に入った人物たちの紹介展示でした．

メモリアルキルトと言っても若い人たちはご存じないかもしれません（やれや

れ，「若い人たち」とかいう歳になっちまったよ）．この話は本文にちょこっと出てきます（ver. 3 本文 22 ページ）．

で，数十年ぶりにこのメモリアルキルトを見て，ぼくは昔の「初心」をちょっと思い出しました．

そして，同時に思い出したのです．まだまだ「HIV はもういいよ」とか，調子のいいこと言ってる場合じゃないぞ，と．

ART はほぼほぼ完成された HIV 感染治療法で，ほとんどの患者でうまくいきます．では，現在の日本で何がうまくいっていないのか．

一つは，新規感染発生予防です．本稿執筆時点では，日本でみつかる新規 HIV 感染者は毎年 1,400 人前後と横ばい状態が続いています．

新規患者のコンスタントな増加．HIV 感染者の予後は非常によく，長生きする時代です．要するに，これは総患者数の純増を意味しています．

これが，もう一つの問題を生みます．純増した患者たちの高齢化です．

ART がもたらした劇的な予後の改善のおかげで，患者は死ななくなりました．よって，彼らは高齢化します．糖尿病や高血圧を合併するようになり，がんを発症するようになり，血液透析を必要とするようになり，長期療養や在宅診療を必要とするようになります．

現在は，とんがって先鋭的なエイズ拠点病院で，やはりとんがって先鋭的な専門家が ART を提供していればよいわけですが，こうしたエッジの効いた拠点病院で包括的な患者ケアを継続することはできなくなります．元気な HIV 感染者は数を増し，高齢化してコミュニティーに広がるようになります．

そのとき，彼らは ART を止めることはできません．ART は HIV 感染の治療効果抜群ですが，「治癒」はもたらさないからです．

現在でも，HIV 感染者に対するパニックと拒否反応は普遍的です．「あれは，専門家が見る病気」と突き放しているわけで，これだけ医学が進歩しても，彼らに対する医療現場での無知偏見はさして進歩していないのです．

現実には，感染対策的に HIV 感染者に特別なことをする必要は何一つありません．一般病棟でも，外来でも，緩和ケア病棟でも，在宅でも．あるいは，職場や学校でも．ぼくはいろんな場所から「今度，HIV 感染の方を紹介されるのですが，医学的にどう対応したら良いでしょう」と問い合わせを受けます．ぼくは「他の方と何一つ対応を変える必要はありません．むしろ，差別などないよう，社会的対応を丁寧にやってください」とお願いしています．

本当なのです．出血したときはどうするんだ，みたいな質問もされますが，血液を直接手で触れないなど，「標準予防策」をきちんとやっていればよいので，「他の人」と対応は同じです．おまけに，ART を内服して血液中のウイルスが検出できなくなった方からは，まあまず新しい感染が起きることはありません．

だから，例えば，HIV 陽性者でも普通に医療行為はできます．しかし，非常に残念なことに，HIV 感染を理由に医療者の雇用を拒む医療機関は現在も存在します．直接的に，あるいは都合の良い言い訳をこしらえて．彼らは感染者が自由に仕事をし，患者に貢献するのを拒むのです．医療現場が無知や非科学的態度を許容してはいけないのですが．

現在でも，ぼくは病院の診療部で，看護部で，事務部門で，病院長ら執行部で，緩和ケア病棟で，在宅医療現場で，薬剤部で，透析センターで，HIV・エイズについての説明会や講演会を繰り返しています．繰り返している，ということは，こうした「常識」がきちんと医療現場に流布していないことを意味しています．「拠点病院」による患者の「囲い込み」の功罪の「罪」の部分です．エイズ拠点病院は形質的，あるいは実質的な患者の囲い込みをそろそろ止めて，感染者を一般の医療現場やコミュニティーに還元していく必要があるのです（拠点病院の問題については岩田健太郎，土井朝子，日笠聡「AIDS 診療拠点病院の現場と展望」日本エイズ学会誌 2018 年第 3 号にまとめているので，ご参照ください）．

そのときに，ちょっと大事なのが ART です．ART は専門家のもの，という前提があり，これが「HIV は難しい」「HIV はうちでは無理」の観念を作ります．

まだまだ，ART や HIV 啓発のニーズはあるのです．海外のガイドラインや国内の「手引き」など内容の質は担保されていますが，英語のガイドラインを読めない人は多いし，「手引き」は網羅的であるがゆえに非専門家にはハードルが高く，多くの人にとっては「ちんぷんかんぷん」でしょう．

よって，本書は「街場」の薬剤師さんやナースや，HIV 見たことない，なんだか怖い……でもできればちゃんと診たい……というプライマリ・ケア医たちを念頭に置いて作りました．あ，それともちろん，患者さんの役にも立つように．ちゃんとニーズはあったのです．ぼくがそれを直視していなかっただけで．

というわけで，本書はふだんぼくが周辺の医療機関のスタッフたちに「誰にもわかる HIV」的なレクチャーをするときの薬の部分を中心にまとめました．11 年の本を仕立て直したわけですが，やりがいのある仕事になったと思います．

なお，本書の内容は，若干国内外のガイドラインとは異なるものになっています．

それはぼくの新薬に対するプリンシプル（原則）に基づいています．先回りして結論だけ申し上げておくと，「新薬は２年は寝かせろ」ということです．

これは HIV のみならず，すべての抗菌薬や抗ウイルス薬，あるいは高血圧，糖尿病，すべての治療薬にアプライしている原則です．日本の薬の使い方の本質的な問題の一つでもあります．

そういうわけで，本書を読めば，ガイドラインに書いていないことも会得できますから，スレッカラシの HIV 屋さんも，本書からなにかゲットできるものがあるかもしれませんよ，まじで．

2018 年 12 月

岩田健太郎

目次

序章　プライマリ・ケア医のための HIV ケアの「ここだけ知っとけ」…1

第 1 章　エイズ治療の世界に触れてみよう

1 わかりやすくなった，HIV のお薬 …… 6
抗 HIV 薬の名前は複数ある …… 6
抗 HIV 薬は組み合わせて使う …… 7
ART を実際に使ってみよう …… 11
2 イワタと HIV のささやかな歴史 …… 22
3 ART のざっくりな様相 …… 26
INSTI とは …… 26
日本における HIV/AIDS …… 33
4 HIV のしくみ，ART のしくみ …… 42
HIV とは何か …… 42
エイズとは？ …… 45
大切なのは，CD4 とウイルス量 …… 46
HIV 感染・エイズの自然歴 …… 49
エイズの診断 …… 50
いつから ART を始めるか？ …… 52
実際の治療例 …… 54
アイリス（IRIS）とは何か？ …… 55
ART とお金の話 …… 57
Dual therapy の可能性 …… 69
ジェネリックという選択肢 …… 70
実際の ART の始め方 …… 71
何を目標にするか？ …… 72
副作用の問題 …… 74
耐性の問題 …… 74

ART はいつまで飲むのか？　いつになったら止めてもよいか？ …… 77
ART 治療がうまくいかないときは？ …… 79
5 耐性検査とは？ …… 84
薬剤耐性検査の読み方 …… 86
6 ART の基本骨格 …… 88

第 2 章　抗 HIV 薬各論

1 インテグラーゼ阻害薬 …… 94
ラルテグラビル（RAL） …… 94
ドルテグラビル（DTG） …… 96
ビクテグラビル（BIC） …… 99
エルビテグラビル（EVG）/コビシスタット（cobi） …… 101
カボテグラビル（CAB-LA）　ボカブリア …… 103
2 NRTI …… 105
ラミブジン（3TC）・エムトリシタビン（FTC）　XTC …… 105
アバカビル（ABC） …… 109
テノホビル（TDF） …… 112
ジドブジン（AZT）など，その他の NRTI …… 116
3 NNRTI …… 118
エファビレンツ（EFV） …… 118
リルピビリン（RPV） …… 127
ドラビリン（DOR）ピフェルトロ® …… 129
4 プロテアーゼ阻害薬（PI） …… 131
ダルナビル（DRV） …… 131
5 CCR5 阻害薬 …… 134
マラビロク（MVC） …… 134

第 3 章　さまざまな合併症のことなど

1 結核になったら …… 138
2 B 型肝炎（HBV 感染）の合併時は…… …… 141
3 C 型肝炎合併例 …… 145

4 肝機能が悪いときの ART …… 149
5 腎機能が悪いときの ART …… 150
6 妊婦および小児 …… 155
7 プライマリ・ケアと HIV …… 156
家族歴 …… 156
社会歴 …… 156
アレルギーと内服 …… 158
Review of System（ROS） …… 158
身体診察 …… 159
内分泌代謝疾患のチェック …… 159
薬を使わない治療も選択肢に …… 159
性感染症のチェック …… 160
他の感染症 …… 161
予防接種のチャンスを逃さない …… 162
G6PD 欠乏 …… 166
妊娠 …… 166
授乳 …… 166
血中テストステロン濃度 …… 167
他の感染症のスクリーニング …… 167
がんの予防 …… 167
歯科衛生 …… 168
脂質異常 …… 168
糖尿病 …… 168
骨密度 …… 168
非 HIV のコモンな問題に気をつける …… 169
食事 …… 169
高齢者の併用薬 …… 169
フレイルのスクリーニング …… 171
ペット …… 172
8 急性レトロウイルス症候群 …… 173
9 針刺し対応，レイプ対応 …… 174
PrEP …… 175

10 神経症状がある場合 …… 177
11 脂質異常の治療 …… 184
12 糖尿病 …… 185
13 HIV と固形臓器移植 …… 186
14 日和見感染（OI）やその他の合併症の治療 …… 188
予防薬 …… 188
OI の治療（コモンなもの） …… 191

参考文献 …… 197
巻末対談
「HIV/AIDS 診療の黎明とこれから」（岡　慎一 × 岩田健太郎） …… 199
おわりに …… 219
索引 …… 220
【付録 1】抗 HIV 薬一覧（よく使うもの） …… 222
【付録 2】よく使う薬剤組み合わせ（原寸大） …… 230

序章
プライマリ・ケア医のためのHIVケアの「ここだけ知っとけ」

結論から言えば，HIV感染者のケアは（いまや）めっちゃ簡単です．もはや専門家の専門知など，ほとんど必要ありません．

では，実際にやってみましょう．

原則1　ARTは専門家にやってもらおう

はい，HIV感染者は原則「全員」，抗レトロウイルス療法（ART）が必要です．が，レジメンを覚えたり，選択する必要はありません．プロに出してもらいましょう．まあ，制度上の問題で，どのみち患者さんはエイズ拠点病院に通院していただく必要がありますし．

202X年のとあるプライマリ・ケアの現場にて

例）28歳男性．帯状疱疹の既往あり．梅毒診断の際，HIV感染が判明．拠点病院にて梅毒治療．CD4値は177/μL，ウイルス量は105コピー/mLだった．ニューモシスチス肺炎予防のためにバクタ®1日1錠が開始され，ARTとしてビクタルビ®錠1日1Tが出された．拠点病院への通院が面倒という患者の意向があり，紹介受診となった．

はい，こんな感じで，診断からARTの開始，あるいは診断に至ったトラブル（この場合は梅毒）は全部，専門家に対応してもらいましょう．その後のARTは拠点病院で専門医に処方してもらうというやり方もありますが，これだと患者さんの通院困難問題は解決しませんね．制度的には自立支援医療を利用できる指定医療機関にならないと実質的にARTを処方し続けるのは難しいのですが．

https://www.aids-chushi.or.jp/shakai_fukushi/02/1.html

さて，ARTを開始し，周辺の問題も治療し，安定し，そしてトラブルフリーとなった患者さんのどこをチェックすればよいのでしょうか．

原則 2　みるべきは，CD4 とウイルス量

これは後で詳しく説明しますが，とりあえずCD4値とウイルス量をチェックしましょう．CD4が増えていればOK，ウイルス量が検出感度以下になっていればOKです．CD4の増え方や最大値は患者さんによって様々なのですが，「さしあたり」CD4が300以上あれば，OKということにしましょう．

原則 3　その他の検査値もチェックしよう

あとは，普通のプライマリ・ケアと同じです．血算や電解質，肝機能や腎機能などをチェックして，問題がないかどうかを確認します．問題が生じたときはARTの副作用の可能性も頭に留めておきましょう．

原則 4　薬の相互作用を全チェック

これも，普通のプライマリ・ケアの「当たり前」ですよね．HIV感染者だからといってあまり「特別」なことはありません．

皆さんは，お薬の相互作用をどうやってチェックしていますか．ぼくは長年，ePocratesというアプリを使っていたのですが，数年前にこのアプリの日本でのサービスが終了してしまいました．現在は，UpToDate® に付属しているLexicomp® か，Drugs.com Medication Guideというアプリを使って相互作用を調べています．現在使っているHIVのお薬は「ビクタルビ®」なので，これと他の薬の相互作用をチェックすれば大丈夫．

これだけ．

「さしあたり」，ここまでできれば，外来はOKです．「ほとんどの」患者さんは，問題なく対応できると思います．そして，対応が難しいな，という事象がもし生じたら，すぐに専門家にパスしていただければよいのです．このへんも，例えば高血圧とか糖尿病とかとあまり変わりありません．というか，最初に専門家にレジメンを選んでもらえばいいのですから，高血圧や糖尿病よりもむしろ楽と言ってもいいくらいです．

おそらくは，プライマリ・ケアのセッティングで HIV 感染者をみるときの最大のハードルは 3 つです．

1. やったことがないので，とにかく不安．
2. 看護師など，スタッフに怖がられる．
3. 自立支援医療などの「制度」の問題．

1 については大丈夫です．本書をお読みいただければ，その「不安」は確実に解消されます．HIV 感染者は少しも怖くありません．読後に「不安」が解消されているのをぜひ，ご確認ください．

2 のほうが，ちょっとやっかいですね．まあ，この本を渡して「読んどいて」でもいいですし，なんならスタッフの分も買っていただいてもよいのですが (笑)．

ぼくがよくやっているのは「説明会」です．

何にだって最初はあるし，最初は不安なものです．そこで，これまで HIV 感染者をみたことがないよ，という施設に出張して，無料の説明会をやっています．ま，内容は本書に書いてあることとほとんど同じですが (笑)．場合によっては事務方だけの，看護部だけの，薬剤部だけの説明会を個別にやったり，不安にかられている院長だけに個人レクしたりもします（一番ビビってるのが院長，というのはよくある話です）．

ですから，本書を読んで「HIV 感染者，みてもいいよ」とお考えの方はぜひ，ぼくにご一報いただき，周辺スタッフへの「ご説明」を丸投げしてください．宛先は，

kentaroiwata1969@gmail.com

です．

3 はかなりやっかいです．HIV 診療は高額で，身体障害者制度とこれに付随する自立支援医療の活用が不可欠です．しかし，最近の患者さんの多くは支援が大きな身障 1 級や 2 級はとりづらく，ほとんどが 3 級，4 級になります．医療費の補助のために自立支援医療の活用は欠かせません．が，医療機関が自立支援医療指定医療機関にならねばなりませんし，意見書を書くには HIV 診療の専門性の担保が必要です．

仮に，身体障害者手帳は拠点病院でとってもらうにしても，ART 処方の維持に

は実質的に当該医療機関も自立支援医療の指定医療機関にならねばなりません．ハードル高いぜ，仕組みが硬直的だぜ．

いちおう，厚生労働省も拠点病院以外の医療機関との連携の重要性は認識しており，通知でも推奨されていますが，具体的にどのくらいカバーできるかはわかりません．

https://api-net.jfap.or.jp/library/data/pdf/r3-0311-no4.pdf

まあ，そんなこんなでいろんなハードルはあるのですが，診療面自体は前述のようにとてもとても簡単です．

ちなみに，施設内での感染対策は「標準予防策」「だけ」です．特別な部屋や特別なベッドや特別な感染防護具は必要ありません．新型コロナよりも遥かに簡単で，実はインフルエンザよりも簡単です．日本の医療機関で，それが病院であれ，クリニックであれ，急性期であれ，慢性期であれ，在宅であれ，「HIVをインフラ上の理由でみることができない」場所は存在しません！

もし，針刺し事故があったときはどうするの？

そのときは，できるだけ早く，そして72時間以内に拠点病院に相談してくれれば曝露後予防薬の投与（PEP）など含め，対応します．一例として，兵庫県の針刺し事故対応マニュアルのリンクと米国CDCの推奨リンクを貼ります．

https://web.pref.hyogo.lg.jp/kf16/documents/hivmanyual.pdf

https://stacks.cdc.gov/view/cdc/20711

「さしあたり」はこれだけ，と申しましたが，もちろん，本当に「これだけ」なのではありません．「まずは」これだけ，です．プライマリ・ケアの提供についても，HIVの感染者にはちょっとした「コツ」が必要なのもまた事実です．それについては本書の156ページ以降に詳しくご説明いたします．

JCOPY 498-11722

■ 第 1 章 ■

エイズ治療の世界に触れてみよう

1　わかりやすくなった，HIV のお薬

HIV で使う抗ウイルス薬はそれほど難しくありません．かつてはややこしくて，ぼくも研修医のとき（はるか昔の話ですが）かなり苦労しましたが，今は全然，そんなことありません．

とはいえ，「やったことがない」人にとって，いろいろ「クセ」があるのもまた事実です．その点を確認しておきましょう．

抗 HIV 薬の名前は複数ある

他の領域でもそうですが，HIV の薬にも複数名前があります．

まずは，一般名と商品名．ま，これはどの領域でも同じですよね．アトルバスタチンとリピトール®，みたいな．セルトラリンとジェイゾロフト®，みたいな．

例えば，ラルテグラビルという抗 HIV 薬があります．長い名前ですが，まあ，例の何百もあるモノクローナル抗体製剤の，なんとかマブとかに比べれば，比較的覚えやすいのではないでしょうか．

で，ラルテグラビルという一般名に呼応する商品名は「アイセントレス®」といいます．似てねー．商品名，覚えにくいー．まあまあ．

もう一つ，抗 HIV 薬には呼称があります．略語です．ラルテグラビルは，

RAL

という 3 文字で略します．まあ，そんなもんかな．商品名よりは覚えやすいかな，と思いませんか．そういえば，抗菌薬にも略語はあるので，まあ慣れればどってことはありません（ただし，イワタは略語が苦手で，抗菌薬でも略語はほとんど使わない）．

もちろん，慣れてないときには略語は使わなくても大丈夫ですし，その都度，調べても一向に問題はありません．

あとはまあ，符丁もあります．臨床現場ではラルテグラビルなんて，長い名前をいちいち使ってられません．こちとら江戸っ子でい，気が短いんでい！（嘘）

JCOPY 498-11722

「ラル」

と略してしまいます．アルテイシア様！　ガンダムネタはいいかげんに卒業しろ！

ま，そんなわけで，抗HIV薬にはたくさんの名前がついて回るのですが，慣れないうちは一般名だけ覚えればそれでよいです．あるいは商品名だけ覚えていてもよいです．ぼくもフォシーガ®（糖尿病の薬）の一般名は覚えていませんし，エタネルセプトの商品名（エンブレル®など）もすぐには出てきません．他領域の薬なんてそんなものです．

略語や符丁に至っては，慣れないうちはむしろ違和感があるので，無理に使わなくてよいです．ナオンとザギンでシース，とかを島根県人のぼくが使うと恥ずかしいです．何言ってるかわからない人はスルーしてください．

ついでにもう一つ朗報を申し上げておくと，抗HIV薬ってジェネリックがほとんど存在しないのです（少しはある．後述）．ジェネリックが多種類あると，勤務する病院ごとに薬を覚え直し，なんて面倒くさいことにもなりかねませんが，そういうことはHIVではほとんどありません．なので，むしろ他領域よりも薬の名前的には楽なのです．

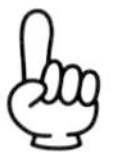

Point

- ◆ 抗HIV薬は，一般名，商品名，略語（と符丁）がある．
- ◆ 抗HIV薬は難しい．勉強したくない．覚えられない．という先入観を捨てよう．ジェネリックがほとんどないぶん，糖尿病やリウマチの薬よりも，案外，覚えやすい．

抗HIV薬は組み合わせて使う

さて，抗HIV薬は単剤では用いません．必ず複数の薬を併用します．結核とかと同じですね．最近は他領域でも複数の薬の合剤は増えてる印象ですけど．心不全のエンレスト®とか（アンジオテンシン受容体拮抗薬のバルサルタンとネプリライシン阻害薬のサクビトリルの合剤，ARNI）．

併用療法というのはわかりづらい印象があるのです．組み合わせがたくさんありますから．

しかし，抗 HIV 薬については，難しくはありません．現実に医療現場で使われるコンビネーションはほとんど画一的に決まっているのです．降圧薬のコンビネーションのほうがずっと複雑でわかりにくい（そして，誤用されやすい！）くらいです．

で，おすすめとしては，まずは１種類の組み合わせを覚えましょう．どうしてかというと，１種類覚えてしまえば，他のコンビネーションもほとんどこれの「バリエーション」に過ぎないからです．一つの型を覚えてしまえば，あとはちょっとした応用問題なんです．怖くない，怖くない．

併用療法の場合は，略語を使ったほうがむしろわかりやすいです．理由は簡単，短いから．

そうですね，例えば，さっきのラルテグラビルを使ってみましょう．

ラルテグラビル，テノホビル，エムトリシタビン

と３つ組み合わせます．略語でいえば，

RAL/TDF/FTC

はい，これが併用療法です．基本的に，抗 HIV 薬……ここからは antiretroviral therapy，ART と略しますが，３剤併用が基本です．

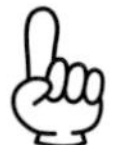

Point

◆ ART は原則，３剤併用．

まあ，「原則」があるということは，「例外」も存在するのですが，その話はまたいずれ．

RAL はさっき出た，ラルテグラビル．TDF はテノホビルという別の抗 HIV 薬，そんでもって，FTC はエムトリシタビンという抗 HIV 薬です．

テノホビルがなんで TDF と略されるのか．RAL＝ラルテグラビルと違って，全然ゴロが嚙み合ってないじゃない．そういう不満も聞こえてきそうです．わかります．これは，テノホビルの正式名称が，

テノホビル・ジソプロキシフマル酸塩

というむっちゃ長い名前の薬だからです．アルファベットで書くと，

tenofovir disoproxil fumarate

です．で，TDF というわけ．

で，FTC はエムトリシタビンという長い名前の薬を略したものです．えー……全然，略語になってないやんけ．そういう不満が聞こえてきそうです．

エムトリシタビンは，その化学構造式の名称でいうと，

2',3'-ジデオキシ-5-フルオロ 3' チアシチジン
2',3'-dideoxy-5-Fluoro-3'-ThiaCytidine

といいます．で，このFとTとCをとって，FTC ってことでしょう．ちょっと，この略語は苦しい……と，ぼくも思います．

まあ，おいおい説明していきますが，抗 HIV 薬には，こういう，ビギナーには納得しがたく，覚えにくい，やや理不尽な呼称のものもいくつかあります．が，だいたいは覚えやすい名前で出ていますので，

たまには，例外くらいはある．

と開き直ってください．

いずれにしても，

RAL/TDF/FTC

は慣れてないうちはチンプンカンプンかもしれませんが，

ラルテグラビル／テノホビル/エムトリシタビン

のドラクエの呪文みたいなのよりは，ましだと思いませんか？　え？　そんな長い呪文ない？

さて，HIV/エイズについては，たくさんのガイドラインが出ています．主なものとしては，アメリカのが2つ，ヨーロッパのが1つ，で，日本のが1つです．

アメリカのガイドラインは現在，Clinicalinfo.hiv.gov というウェブサイトにまとめられています．これは米国保健社会福祉省（DHHS）の提供するサービスです．従来は AIDSinfo.NIH.gov というサイトでしたが，2020 年に移動しました．英語とスペイン語で利用できます．本書ではこのガイドラインを Clinicalinfo と呼ぶことにします．

https://clinicalinfo.hiv.gov/en/guidelines

また，国際抗レトロウイルス薬協会・米国（International Antiretroviral Society-USA）のガイドラインも有名です．最新のガイドラインは米国医師会雑誌，JAMA に掲載されます．

https://www.iasusa.org/resources/guidelines/

また，ここはポッドキャストも出していて，ジョギングしながら勉強とかできます！　便利ー．

https://www.iasusa.org/resources/podcasts/

動画が好きな人のために，ウェブキャストもあります．

https://www.iasusa.org/resources/webcasts/

本書では IAS と呼ぶことにしましょうね．

ヨーロッパエイズ臨床協会（European AIDS Clinical Society, EACS）のガイドラインも有名です．

https://www.eacsociety.org/guidelines/eacs-guidelines/

このガイドラインはなんと日本語版もあります．iPhone やアンドロイドといったスマホのアプリになっているのも優れものです．EACS と本書で呼ぶこのガイドラインは，けっこう，プライマリ・ケア系の話題を包括的に取り上げていて，とてもよくできています．本書でもかなり参考にしました．スグレモノです．

さて，日本語版といえばなんといっても「手引き」です．

率直に申し上げて，一般論としては，日本の感染症系ガイドラインはイケていないのが多くて困るのですが，この「手引き」は海外のものと比較しても遜色ありません．また，日本人の遺伝子特性など，日本独特の事情についても言及していますので，そういう意味では海外のガイドラインよりも安心です．もちろん，日本語で読めるというのが最大の売りですよね．それと，ネット上で無料で入手できるのも嬉しいです．

JCOPY 498-11722

http://www.hivjp.org/guidebook/

こうしたガイドラインはどんどん改訂され，新しくなっていきます．でも，心配ご無用．近年はガイドラインの改訂も，重箱の隅つ……じゃなかった……比較的マイナーな改訂だけで，骨幹となる治療戦略は大きくは変わっていません．

本書をしっかり読み，その原則を会得した上で，こうしたガイドラインや手引きをその都度活用し，最新の情報を入手すればよいのです．

ART を実際に使ってみよう

さて，では実際に ART，使ってみましょうか．

まず，大事なことは，

ART を開始するとき，あるいは変更するときなどは，必ず専門家に相談する．

です．いくら，ART がシンプルになったとはいえ，やはり個々の患者の特性はあります．本書でもそのへんは細かく説明していきますが，それでも

「つい，うっかり」

ということはあり得ると思います．

また，高血圧や糖尿病とは違い，ART はできるだけ最初に使った治療法（レジメン）を長く使いたいです．これは，薬剤耐性などで治療薬の選択肢がなくなってしまうのが怖いためです．前述のように患者はとても長生きしますから，理想的には何十年でも同じ薬を飲み続けてほしい．

というわけで，最初に始める薬が，ずっと長く使える薬であるのが理想なわけです．だから，念のため，専門家にダブル・チェックは入れてもらいましょうねってことです．さて，さっき紹介した

RAL/TDF/FTC
ラルテグラビル/テノホビル/エムトリシタビン

です．

これを商品名でいえば，

アイセントレス®/ツルバダ®

となります．あれ？　商品名になったら，１個薬が減ってませんか？　そうなのです．ツルバダ®は，テノホビルとエムトリシタビンの合剤なのです．最近は，合剤が増えて，飲まなければいけない薬の錠数が減って，とても便利になりましたー．薬も覚えやすいしね．

というわけで，まずはこの

RAL/TDF/FTC
ラルテグラビル/テノホビル/エムトリシタビン

いや，もっと簡単に，

ラル/ツルバダ

で覚えましょう．ラルツルバダ，ラルツルバダ……10 回言ったら覚えます．

ラル（符丁）とツルバダのコンビネーションは，神戸大学病院感染症内科で一番使われている ART レジメンのひとつです．実は，このコンビネーションは日本の「手引き」で一番に推奨されているレジメンではありません．では，なぜこのコンビがよいのかというと……その話は追々説明していきます．焦らない，焦らない．とにかく，

ラルツルバダ

10 回唱えましょう．

さ，ここでラルツルバダを写真で見てもらいましょう．

アイセントレス® 錠
400 mg

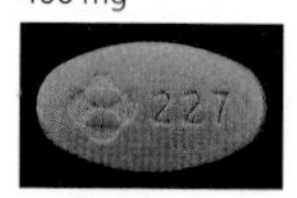

アイセントレス® 錠
600 mg

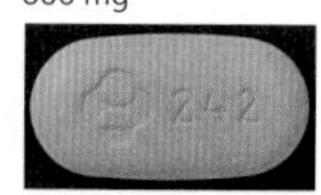

ツルバダ® 配合錠

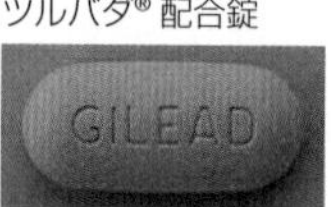

このピンクっぽいベージュっぽい薬がラルテグラビル（アイセントレス®），青いのがツルバダ®（テノホビルとエムトリシタビンの合剤）です．ラルテグラビルは朝晩１日２回飲みます．

実は，このラルツルバダ，２錠を１日１回飲むというやり方もあります．その場合は１日２回用の 400 mg ではなく，600 mg の錠剤を用います．400 mg 錠は薄い赤色，600 mg 錠は薄い黄色の錠剤です．

ただし，１日１回投与にするためには，通常は，ウイルスを抑えてからにしな

ければなりません．だから，ウイルスが抑えられていない初期の治療ではラルテグラビルは1日2回です．

一方，ツルバダ® は1日1回です．

錠剤は，色で覚えると覚えやすいですね．錠剤，原寸大ですが，結構大きいですね．

ラルツルバダは食事と関係なく，飲むことができます．てことは，食事と関係あり，の薬もあるってことです．空腹時に飲めとか，食事と一緒に飲めとか．ま，今はまだ気にしない，気にしない．

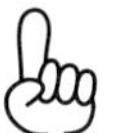

Point

◆ まずは，ラルツルバダから覚えよう．

◆ ラルツルバダ，食事と関係なく飲めます．

ではここで，先述のClinicalinfoのガイドラインを見てみましょう．初期治療のレジメンは「What to start?」のところに書いてあります．

- Bictegravir/tenofovir alafenamide（TAF)/emtricitabine（FTC)（AⅠ)
- DTG/abacavir/3TC—only for individuals who are HLA-B*5701 negative and without chronic hepatitis B virus（HBV）coinfection（AⅠ)
- DTG plus (TAF or tenofovir disoproxil fumarate [TDF]) plus (FTC or 3TC)（AⅠ)
- DTG/3TC（AⅠ)—except for individuals with HIV RNA >500,000 copies/mL, HBV coinfection, or when ART is to be started before the results of HIV genotypic resistance testing for reverse transcriptase or HBV testing are available

う，英語が多い（汗）．と怯んだ皆さん．安心してください．これからゆっくり解説していきます．ここで紹介している「組み合わせ」は4種類です．基本的に，これだけ知っとけば初期治療は可能です．

最初に書いてあるのは，

ビクテグラビル，テノホビルアラフェナミド，エムトリシタビン

の3剤です．あー，なんかマジナイみたいなわけわからんカタカナがたくさん出てきましたね（笑）．大丈夫，大丈夫．今は「わけわからんカタカナ」で流していただければOKです．ていうか，さっき，エムトリシタビン出たやんけ．同じ薬が何度も繰り返されてるだけです．あと，テノホビルアラフェナミドの「テノホビル」もどっかに出てきたぞ．ていうか，ビクテグラビル，もなんとなく名前が前述の「ラルテグラビル」に似てませんか？　仲間か？　察しが良いですねー．そのとおりです．みんなナカーマ，なのです．

薬の名前の後に，（AⅠ）と書いてあります．これはAとⅠという意味です．Ⅰはローマ数字で「1」のことです．1がⅠ，2がⅡ，3がⅢ，4がⅣのローマ数字です．「ルパン三世 カリオストロの城」で，指輪の暗号がゴート文字だったのに，数字はローマ数字だった，あれです（知らんがな）．

AⅠとあるのは，推奨度がA（むっちゃオススメ），エビデンスレベルがⅠ（よいエビデンスありまっせ）という意味で，AⅠといえば，「むっちゃよい薬でおすすめでっせ」なのです．推奨度のランクはA>B>Cと下がっていき，エビデンスレベルはⅠ>Ⅱ>Ⅲと下がっていきます．

3剤といいましたが，実際にはこの3剤は1錠の合剤になっています．これが

ビクタルビ®

です．覚えていますか？　序章の例題で患者さんに出されていたのが，このビクタルビ®でした．推奨薬だけあって，専門家もこの薬を出す可能性が高いです．1日1回1錠で，食事と関係なく内服できます．あー，簡単．

ビクタルビ®配合錠

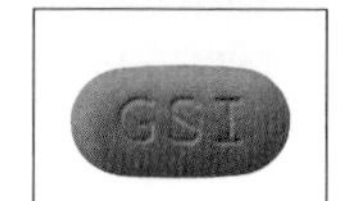

写真で見てみましょう．紫がかった褐色の錠剤です．

じゃ，ガイドラインでもオススメだし，飲むのも簡単だし，イワタはなんで

とりあえず，ビクタルビ®飲んどけや

にならへんねん．ていうか，なんで急に関西弁やねん．

ビクタルビ®について，イワタは3点，懸念材料を持っています．だから，ぼくの中ではファーストチョイスじゃないんです．

1つめ．ビクタルビ®は他の医薬品との薬物相互作用が多いのが問題です．CYP3AとUGT1A1の基質であり，OCT2とMATE1を阻害します．……って，わけわからんアルファベット多すぎ！　と思われた皆さん．ぼくも同じことを思いました（笑）．

CYP とはシトクロム p450 のことで，CYP3A はその中でもメジャーな酵素です．CYP3A には CYP3A4 と CYP3A5 がありますが，どちらも似ているので CYP3A と総称されます．肝臓や小腸で発現されています．抗結核薬のリファンピン，抗けいれん薬のカルバマゼピン，フェノバルビタール，フェニトイン，ホスフェニトインなどとの併用で CYP3A が誘導され，ビクテグラビルの血中濃度が低下してしまいます．これらは併用禁忌です．他にも CYP3A を介した相互作用のために，併用注意な薬もたくさんあります．

あれ？　そんな薬，聞いたことあるぞ．と気づいた読者の方はするどい．そう，新型コロナウイルス感染症の治療薬，パキロビッド® パック(ニルマトレルビル，リトナビル）も同様な併用禁忌，併用注意薬がたくさんあるのでした．ニルマトレルビルもリトナビルも CYP3A 阻害作用があるのですね（実は，リトナビルは本来，HIV 用の薬なのです）．やや不思議なことに，ビクタルビ® の添付文書には併用注意の薬のリストは短いのですが，パキロビッド® パックの添付文書だとめっちゃ長くてたくさんあります．これ，全部，ビクタルビ® でも注意が必要なのです！

https://pins.japic.or.jp/pdf/newPINS/00068004.pdf
https://pins.japic.or.jp/pdf/newPINS/00070195.pdf

(上)

(下)

UGT1A1 は，UDP-グルクロン酸転移酵素 1A1 のことです．抗がん剤のイリノテカンの代謝酵素としてよく知られています．UGT1A1 の阻害作用がある薬との併用で，薬の血中濃度が下がってしまう可能性があります．UGT1A1 阻害作用がある薬には，抗 HIV 薬のアタザナビルがあります．

OCT2 は腎排泄時の有機カチオンのトランスポーター(輸送体)です．MATE1 もやはり肝臓や腎臓にある薬物トランスポーターです．両者を阻害することで，例えば抗不整脈薬のピルシカイニドの血中濃度が上昇することがあります．

また，マグネシウムやアルミニウムを含有する製剤との併用でキレートを形成し，吸収が抑制されます．有名なのはマグネシウム製剤（マグミットなど）ですね．このへんは抗菌薬のキノロンなどと同じです．2，3 時間，間を空けて服用する必要があります．

HIV にかかわらず，薬の相互作用は本当に多いです．ぼくは必ず新しく薬を投与する場合は，Lexicomp® などでチェックして併用薬との相互作用を確認します．

一方，ラルテグラビル（RAL，アイセントレス®）には UGT1A1 による代謝が起きえます．リファンピン，カルバマゼピン，フェノバルビタール，フェニトインなどと併用するときは注意が必要ですが，CYP3A は介しておらず，これらの薬との併用も禁忌ではありません．相互作用という観点からはとても優等生なのです．ただし，マグネシウムなどとはキレートを作る点は同じなので，ここには注意が必要です．

ビクタルビ® がファーストチョイスじゃない，２番めの理由は副作用です．特に体重増加が問題になります．他のレジメンに比べると体重増加が有意に多いことが臨床試験でわかっています．

Emond B, Rossi C, Côté-Sergent A, et al. Body mass index increase and weight gain among people living with HIV-1 initiated on single-tablet darunavir/cobicistat/emtricitabine/tenofovir alafenamide or bictegravir/emtricitabine/tenofovir alafenamide in the United States. Curr Med Res Opin. 2022; 38: 287-98.

すでに HIV 感染は「若者の病気」ではなく，「これから高齢者になる方の病気」です．よって，慢性疾患へのケアはとても大事です．

３つ目の理由は，薬の新しさです．

ビクタルビ® は 2019 年から販売開始になった比較的新しい抗 HIV 薬です．

新しい薬には要注意で，未知の副作用や未知の相互作用などが存在しえます．新薬をあえて選択するならば，既存の医薬品にない明確なアドバンテージが必要になります．

もちろん，ビクタルビ® のアドバンテージはありまして，それは１日１回１錠という簡便さです．ですから，そういう簡便さを希求する患者さんにはビクタルビ® を出しています．他院でビクタルビ® を出され，転院してきて，さらに上手くいっている患者さんであれば，あえて薬を変えたりはしません．まあ，ビクタルビ® に限らず，「上手くいっている患者は動かすな」は金言なのですが．

しかし，新規診断の患者さんに「最初に出すレジメン」が，未知の副作用や相互作用をかかえたビクタルビ®，というのはどうかなー．米国や日本のガイドラインはやや，新薬に対して甘い傾向があるな，とぼくは思ってしまいます．

ぼくの外来では，ビクタルビ® 内服中に発症した脂質異常が，アイセントレス® に変更したら改善した症例が１例ありました．添付文書にはこのような副作用は記載されていません．今後も未知の副作用が発見される可能性はあると思っています．もっとも，一般的にはビクタルビ® などはそれほど脂質異常を起こしやすい抗 HIV 薬ではありませんから，これは一般化できないとも思っていますが．脂質異常を起こしやすい薬については，あとで説明しますね．

というわけで，ぼく個人はビクタルビ® は「他で出されていたら継続，自分ではあえて進んで出さない」くらいの立ち位置の薬です．まあ，異論・反論は認めます．

さて，Clinicalinfo で次に推奨されているのが，

ドルテグラビル，アバカビル，ラミブジン
DTG/ABC/3TC

の 3 剤です．アバカビルの略語は ABC，ラミブジンの略語は 3TC です．ABaCavir が ABC なのはいいですが，lamivudine が 3TC なのは納得いかへん？　これは，化学式が

L-2′,3′-dideoxy-3′-thiacytidine

だからで，3′-thiacytidine の頭をとって，3TC です．「スリーティーシー」と読みます．

DTG/ABC/3TC を出すときには患者さんが一定の条件を満たした場合のみです．

1. HLA-B*5701 という染色体パターンを持っていないこと
2. B 型肝炎感染がないこと

です．若干，ハードル高いですね．

第 6 染色体短腕部に存在する主要組織適合遺伝子複合体（MHC）の産物，ヒト白血球抗原（HLA）ですが，HLA-B*5701 ではアバカビルによる過敏反応が起きることがあります．ぼくも米国で過敏反応が起きて集中治療を要した患者さんをみたことがあります．また，ラミブジンは B 型肝炎の治療薬でもあるのですが，単剤で用いるとすぐに薬剤耐性を獲得するので，この薬は使いにくいです（必ずしも使えないわけではないですが）．

DTG/ABC/3TC もトリーメクという 1 剤にまとめられています．ビクタルビ® と同じですね．そこがガイドライン，推奨のポイントなのだと思います．

トリーメク配合錠

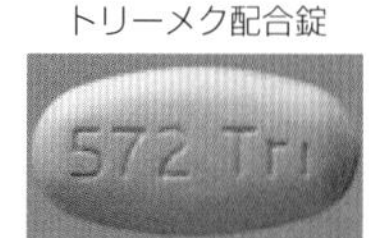

トリーメク，写真でお見せしましょう．

が，トリーメクもぼくは好んでは使っていません．イワタ，ひねくれすぎやろ（笑）．

まず，HLA-B*5701．この遺伝子多型は現在，日本では調べることが非常に困難です．ただし，これは日本人では稀です．とはいえ，昨今は日本人以外の患者さんも外来で増えてきました．そういうわけで，アバカビルの入った薬は若干，使いにくいです．

また，B型肝炎感染を併発しているHIV感染者は少なくありません．どちらも性感染症ですし．なので，初診で必ず確認が必要です．

さて，このレジメンに入っているドルテグラビルも体重増加を起こしやすいことが臨床試験でわかっています．

Bourgi K, Rebeiro PF, Turner M, et al. Greater weight gain in treatment-naive persons starting dolutegravir-based antiretroviral therapy. Clin Infect Dis. 2020; 70: 1267-74.

ちなみに，イワタが推しているラルテグラビルも体重増加をもたらすことが指摘されています．エファビレンツという薬からラルテグラビルに変更すると，体重増加が観察されますが，体内の炎症は下がり，腸内細菌叢に変化が生じることが報告されています．臨床的な意義は若干，不明です．

Hanttu AM, Pekkala S, Satokari R, et al. Gut microbiota alterations after switching from a protease inhibitor or efavirenz to raltegravir in a randomized, controlled study. AIDS. 2023; 37: 323.

Hanttu A, Vuoti S, Kivelä P, et al. Liver fat, adipose tissue, and body composition changes after switching from a protease inhibitor or efavirenz to raltegravir. AIDS Patient Care STDS. 2021; 35: 335-41.

ただ，ラルテグラビルの体重増加の程度は，ドルテグラビルのそれよりも軽度であることがコホート研究では示唆されています．

Bourgi K, Rebeiro PF, Turner M, et al. Greater weight gain in treatment-naive persons starting dolutegravir-based antiretroviral therapy. Clin Infect Dis. 2020; 70: 1267-74.

Wood BR. Do integrase inhibitors cause weight gain? Clin Infect Dis. 2020; 70: 1275-7.

また，ドルテグラビルからビクテグラビルに変更すると，体重が減ることを示した小規模の研究もあります．

Saple D, Save S, Powar I. Reduction in the weight, gained due to dolutegravir, following switch to bictegravir. Indian J Sex Transm Dis AIDS. 2022; 43: 27-9.

というわけで，体重増加という観点からは，

ドルテグラビル>ビクテグラビル>ラルテグラビル

だと考えられます．

Scarsi KK, Havens JP, Podany AT, Avedissian SN, Fletcher CV. HIV-1 integrase inhibitors: A comparative review of efficacy and safety. Drugs. 2020; 80: 1649-76.

イワタがむしろ注目しているのは，トリーメクよりも，同様に Clinicalinfo で A I で推奨されている

ドルテグラビル，ラミブジン
DTG/3TC

です．

ドウベイト配合錠

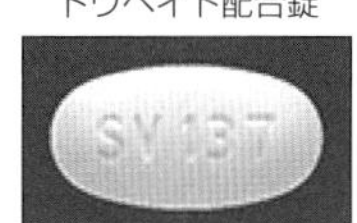

これは 3 剤併用の原則から外れる，「例外」に属する 2 剤併用療法です．ドウベイトという合剤があります．写真はこんな感じ．

最近はぼくもこのレジメンをよく使います．ただし，このレジメンを使うにはいろいろと「クセ」があるため，初期治療にはぼくは使いません．アバカビルが入っていないのでトリーメクよりも副作用の懸念が少ないことが特長です．だから，トリーメクがすでに使われていて，かつ臨床的に改善があり，安定している患者さんを積極的にドウベイトに変更しています．理由は後で説明しますね．

同じく，Clinicalinfo で A I と強く推奨されているのが，

DTG，TAF あるいは TDF，FTC あるいは 3TC

というパッと見，ややこしいレジメンです．なんでこんな感じ？

実を言うと，TAF と TDF はほぼほぼ同じ薬です．あと，FTC と 3TC もほぼほぼ同じ薬です．このことは，後で説明します．

ただ，日本の「手引き」では，TAF のみが第 1 推奨で，TDF は推奨に入っていません．このことはちょっと問題だと思っています．

ちなみにぼくがしばしば使うのは，

DTG/TDF/FTC

です．これは

テビケイ，ツルバダ®

という 2 種類の薬の 1 日 1 回投与となります．これも，ラルツルバダ同様，食事と関係なく飲めます．ちなみに，

DTG/TAF/FTC

にすると，

テビケイ，デシコビ®HT

という 2 種類の薬の 1 日 1 回投与となります．HT ってなんや？　ツルバダ® とデシコビ®，なにが違うの？　といろんな疑問が湧いてくるでしょうが，あとで説明しますね．両者の写真を出しときます．

テビケイ錠

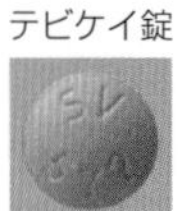

デシコビ® 配合錠 HT

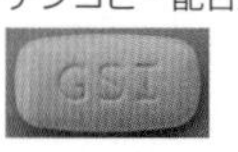

ツルバダ® 配合錠

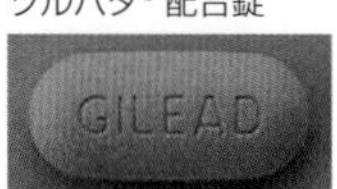

テビケイ® が小さくて丸いのがわかりますね．大きい錠剤は飲みにくくてイヤ，絶対！　という患者さんにはドルテグラビル（テビケイ）は良い選択肢になります．あと，ツルバダ® に比べるとデシコビ® HT のほうが小さいですね．これもデシコビ® の利点です．では，なぜイワタはツルバダ® 推しなのか？　それはあとで説明します．

ちなみに，テビケイは日本で開発された抗 HIV 薬で，世界中で爆発的に売れています．若干，泥臭い話ですが，テビケイの特許は 2028 年に切れるため，その後の製薬企業の成長戦略が大いに議論されています．

Fubuki．シオノギ最大の経営課題「HIV 製品パテントクリフ」．2020. https://www.tokkyoteki.com/2020/06/shionogi-hiv-patent-cliff.html（Accessed 31 August 2023）

まあ，それはともかく，ここで読者の皆さんに知っておいてほしいのは，

JCOPY 498-11722

イワタが

DTG/TDF/FTC 推しで，

エイズ学会が

DTG/TAF/FTC 推しで，

米国などでは

両者に推奨の優劣はない

という事実をご記憶ください．

ちなみに，ヨーロッパの EACS のガイドラインでは，推奨薬はやや多めです．上から順番に

- ドルテグラビル，アバカビル，ラミブジン（DTG/ABC/3TC）
- ビクテグラビル，テノホビルアラフェナミド，エムトリシタビン（BIC/TAF/FTC）
- DTG，TAF あるいは TDF，FTC あるいは 3TC（長いので，略語のみで失礼します）
- ラルテグラビル（1 日 1 回，あるいは 2 回），TAF あるいは TDF，FTC あるいは 3TC
- ドルテグラビル，FTC あるいは 3TC
- ドラビリン，TAF あるいは TDF，FTC あるいは 3TC

です．ややこしいので，イワタ目線で EACS のポイントだけ上げとくと，

1. ラルツルバダ（など）が，推奨薬！
2. ツルバダ®，デシコビ® はどちらも推奨！（米国と同じ）
3. ドラビリンが入ってる（後述）．

です．ヨーロッパのほうが，アメリカよりも古い薬も大事に使おう，という考え方が強いように思います．

さあ，ここまでお読みいただければ，抗 HIV 薬の「雰囲気」がけっこう，つかめたのではないでしょうか．他の領域の薬に比べても全然，難しくないでしょ．怯まず，焦らず，楽しく本書を読みながら HIV の薬に慣れていってください．

その前に，ちょっと歴史のお話．

2　イワタと HIV のささやかな歴史

ぼくがエイズという病気と初めてまじめに取っ組み合ったのは 1991 年のことです．島根医科大学の学生だったぼくたちは，有志を募り，「エイズから社会を考える会（略称，エーから）」というサークル（？）を立ち上げました．

当時はまだエイズは不治の病でした．かかったら死ぬ病気だったのです．ですから，ぼくら医学生の活動も，エイズで亡くなった患者のためにメモリアルキルトという思い出の品を縫い付けた布の作成を支援したり，予防のための性教育を中学校や高校で行ったりしていました．

当時からジドブジンなどの抗 HIV 薬はありました．しかし，患者さんは治せなかった．本当に，つらい時代でした．ぼくらは，ときどき勉強会とかして，（当時は新規的な治療薬だった）「プロテアーゼ阻害薬の作用機序」みたいな議論をしていましたが，どうしても観念的というか，地に足のついていない感じは否めませんでした．なにしろ，治らないんだから．

というわけで，教科書や論文を読んで勉強会をするよりも，シンポジウムを開いたり，性教育の授業をやったりする「活動」のほうがぼくらのメインな活動でした．この頃は，広島にいらした高田昇先生とか，駒込病院にいらした根岸昌功先生にお会いして，HIV/エイズについていろいろ教えていただいたりもしました．医学的な問題だけではなく，社会的な問題（薬害エイズ問題とか）もたくさん，勉強しました．

大学を卒業した後，ぼくは沖縄で 1 年間の初期研修をうけました．その後，アメリカに渡り，内科研修医としてニューヨーク市の病院で働くようになります．これが1998年のことです．当時のニューヨークにはたくさんのエイズ患者がいました．ここでたくさんの患者さんを診ることになりました．

とはいえ，最初はエイズの勉強どころではありませんでした．英語もうまく通じず，アメリカの生活にも，病院や医療の仕組みも全然わかっていなかった……なによりも医学知識が圧倒的に他の研修医たちよりも足りていなかったぼくは，一日，一日をなんとか生き延びるのに精いっぱいだったからです．日本の医学生は医学知識，特に臨床医学の知識が絶対的に足りないとは聞いていましたが，本当に足りない（笑）．エイズの勉強は当時のぼくにはとてもハードルが高く，とりあえずは緊急的な対応が必要な心筋梗塞や糖尿病性ケトアシドーシス，違法薬物過量摂取などなど，多種多様な患者さんの問題の対処法を勉強するので手いっぱいでした．

すでにHAARTと呼ばれる非常に効果の高いエイズ治療方法は開発され，実用化されてはいました．が，当時のHAARTは飲みにくく，今よりずっと副作用も多く，そして多くの患者さんには届いていませんでした．だから，重症のエイズ患者がたくさん入院していました．「エイズ病棟」というのがありまして，病棟いっぱいにエイズ患者が入院していました．そこをローテートしたときに，ニューモシスチス肺炎やクリプトコッカス髄膜炎の治療法を学びました．とはいえ，外来での抗HIV薬の使い方のレクチャーを受けてもちんぷんかんぷん．全然理解できませんでした．抗HIV薬って本当にわかりづらい……勉強しにくい……はっきり言って苦手．ぼくの第一印象はこんな感じでした．

ときに，このころ，研修していたセント・ルークス病院でHIV研究に従事されていた稲田頼太郎先生と知己を得ます．イナダ・ヨリタロウとイワタ・ケンタロウが似ていたので，間違えられた手紙を届けに行ったのがきっかけでした（笑）．

稲田先生は研究活動の傍ら，日本人のエイズ診療や，医療者の米国での研修をお手伝いしていました．その後，ケニアに活動拠点を移され，NPO法人イルファーを立ち上げて，現在も様々な活動を行っています（https://inadaetal.wordpress.com/ilfar/）．このケニアでの診療支援に神戸大学病院感染症内科が毎年お手伝いに伺うようになるわけですから，縁というものはわからないものです（新型コロナで数年，頓挫しましたが，早晩復活する予定です）．

稲田先生のもとで，HIVの基本的な勉強をするとともに，ようやく物覚えの悪いぼくも，HIVの治療薬について少しずつ理解し始めるようになりました．HIV外来研修を受けたり，プロテアーゼ阻害剤の臨床試験の手伝いをしたり，南米のHIV診療を学んだりしたのもこのころで，少しずつ，この領域の理解を深めていきました．

で，2001年になり，ぼくは同じくニューヨーク市にあったベス・イスラエル・メディカル・センター（BI）の感染症フェローになりました．ここでHIV患者の外来マネジメントを学びました．

HIVの外来診療はピーター・クルーガーという名前のクリニックで行っていました．ここでたくさんの患者さんをみました．HAARTによって通院する患者さんの予後は劇的に改善しているところでした．HIV 診療の激変期にちょうど立ち会うことができたのでした．ぼくが BI にうつったころ，まだエイズ病棟はありました．エイズ病棟患者のマネジメントもフェローの大事な仕事でした．しかし，程なく入院患者の激減のために病棟は閉鎖になります．HAART の圧倒的な威力を目の当たりにしました．

このころの ART（HAART）はコンビビル（AZT/3TC）とかカレトラ®（LPV/r）といった，今では使わないようなふるーい薬が使われていた時代でした．今は絶滅した？　ddC，ddI，d4T とか，ネルフィナビル，アンプレナビルとか，現在では使わない薬もまだまだ現役でした．ビラミューン®（ネビラピン）とか，たくさん使ってたなー．クリキシバン®（インジナビル）もよく使ってた．やったわ，やった．なっつかしいなー（by 水谷豊）．まさか，新型コロナの治療薬としてカレトラ®が復活しそうになる（そして頓挫する）とは思ってもいませんでした．今ではあまりみなくなった日和見感染（opportunistic infections: OI）をたくさん経験できた（せねばならなかった），最後の時代でした．

で，2003 年からの北京で 1 年間の診療所時代を経て，ぼくは 2004 年から千葉県の亀田総合病院に異動しました．ここでも HIV 感染者たちはみていましたが，比較的患者数は少なかったです．

その後，2008 年から神戸大学に異動して，感染症内科を立ち上げ，外来や入院での HIV/エイズケアに従事するようになりました．また，兵庫県立加古川医療センターのお手伝いもするようになり，エイズ拠点病院である本院のエイズ診療医として患者ケアを行っています．最近は，刑務所の収容者のケアにも尽力するようになり，刑務所における HIV ケアについても関心を高めているところです．

大学時代の「エーから」のメンバーで，今も HIV ケアを継続しているのはぼくだけになりました．一番，幽霊部員だったのにね（笑）．人の運命とはわからないものです．でも，あれから 30 年以上経ちました．

当時は，島根県庁で「エイズ教育を……」とか説明に行っても，「日本人は性にしっかりしているから，エイズは大丈夫だ」とかけんもほろろの対応でした．梅毒が過去最高レベルで増えている日本で，なにがしっかりしてて，なにが大丈夫なんだか（笑）．日本のお役人の問題認識能力はこのへんかー，と嘆息していました．そして，現在でもいまだに日本ではまっとうな性教育も行われていないし，多くの政治家はその問題に気づいていません．教育現場の性教育は貧弱なままです．だから「感染症医が教える性の話」（ちくまプリマー新書）を書きました．

冒頭で述べたように，HIV/エイズ診療の質は劇的に向上しました．また，ARTは感染拡大防止にもとても役に立ちます．よって，新規HIV感染者ゼロは現実的な目標です．その日が一日でも早く訪れるよう，これからもこの問題と取っ組み合っていかねばなりませんね．初心を忘れることなく．

3　ART のざっくりな様相

INSTI とは

ラルテグラビル，ビクテグラビル，ドルテグラビルと，「なんとかグラビル」が何度も何度も出てきましたね．全部，INSTI と呼ばれる抗 HIV 薬です．

INSTI は「インスティー」と呼びます．これはインテグラーゼ阻害薬の略です．え？　略になってない？　まるでエムトリシタビン＝FTC みたいですね．

これは，英語では，integrase strand transfer inhibitor という長い名前だからです．だから，INSTI と略すのです．

INSTI は比較的新しい抗 HIV 薬です．よって，教科書的にはあとのほうで説明されることが多かったのですが，2023 年の現在，INSTI はむしろ ART の主役の座についています．ですので，いきなり真打登場，という感じでまずは INSTI から説明します．

すでに紹介した INSTI としては，

ラルテグラビル（RAL），アイセントレス®

と，

ビクテグラビル（BIC），FTC/TAF のビクタルビ®
ドルテグラビル（DTG），テビケイ

それに，DTG が入った

DTG/ABC/3TC　トリーメク
DTG/3TC　ドウベイト

を紹介しました．

インテグラーゼ阻害薬は，インテグラーゼという酵素をブロックします（そのまんま）．インテグラーゼのように「なんとかアーゼ」という名前がつくものはみんな酵素です．

酵素（enzyme）とは，化学反応が起きるときの触媒のことです．しょくばい？なんじゃそれ．

触媒とはなにか．それは，そこにある化学反応のスピードを速めてくれるような物質のことです．その触媒の一種に酵素があるということです．

HIVというウイルスの遺伝子はRNAなんですね．ちなみに，人間の遺伝子はDNAです．通常，遺伝子はDNAから転写して，

RNA

を作り，RNAを翻訳して

タンパク質

を作ります．ところが，HIVの遺伝子はもともとRNAでして，こいつをDNAに「逆」転写してヒトの遺伝子に入り込みます．

で，インテグラーゼは，逆転写されて二重鎖DNAになったHIVの遺伝子をヒトの細胞核の中に運んでいく役割を果たしています．インテグラーゼ(integrase)の語源は，integrate，一緒にするとか取り込むという意味なのです．

ま，細かいことは別によいです．要するにHIVがヒトの細胞のなかで活動するのをブロックするのが，インテグラーゼ阻害薬と思ってください．

すでに紹介したラルテグラビルとドルテグラビル，ビクテグラビルに加え，日本で使われているINSTIにはもう一種類，

エルビテグラビル

というのがあります．これは単剤では使われず，他の薬の合剤として出されています．例えば，

FTC/TAF

と一緒に使う合剤があります．これって，デシコビ®と同じ組み合わせですね．覚えていますか．

エルビテグラビルにFTC/TAFが加わると，ゲンボイヤ®という商品名になります．濁音が多いと強そうですね．で，

エルビテグラビル

の略語は，

EVG

です．よって，ゲンボイヤ®は

EVG/FTC/TAF

でできていると思いきや，じつは

EVG/cobi/FTC/TAF

となっています．ここでのcobiとはコビシスタットという薬です．コビシスタット自体は抗HIV薬ではないのですが，エルビテグラビルの血中濃度を高める目的で併用されます．CYP3AやCYP2D6の阻害剤であり，複数のトランスポーターも阻害します．コビシスタット，あとで他の薬との組み合わせでもでてきますから，覚えといてください．

つまり，エルビテグラビルは単独では使えず，必ずコビシスタットという仲間の薬を伴っていないといけないのですね．コビシスタットに媚びなければいけないのです．覚えられました～？

もう１つ，エルビテグラビルが入っている合剤があります．これは，

EVG/cobi/TDF/FTC

の合剤です．お，TDFとFTCは覚えていますね．ツルバダ®ですね．要するに，エルビテグラビルがコビシスタットに媚びて，ついでにツルバダ®に媚びた？のが本剤です．商品名をスタリビルド®といいました．

スタリビルド®は米国食品医薬品管理局（FDA）に2012年に承認された，比較的新しい薬です．ゲンボイヤ®はもっと新しくて，2015年にFDAに承認されました．

が，両剤をぼくは使ったことがありません．ガイドラインでも格下げになってしまいます．「手引き」では，ゲンボイヤ®が「臨床状況に応じて推奨される組み合わせ」になっており，スタリビルド®はそこにすら入っていません．廃れてしまったから，スタリビルド®というわけでもないのでしょうが（うわ，また際ど

いジョークを……）．Clinicalinfoのガイドラインでも「オプション」扱いですし，EACSに至っては，代替レジメンにすら入っていません．

ぼくがスタリビルド®とゲンボイヤ®を使わなかったのは，

患者にベストな薬

というぼくの治療薬選択原則を満たさなかったからです．

理由はコビシスタットです．コビシスタットはエルビテグラビルに作用して，その血中濃度を高めてくれるのですが，同時に他の多くの薬とも相互作用を持つのです．ちなみに，コビシスタットと同じような役割を担っている薬にリトナビルがあります．このリトナビル，現在では新型コロナの治療薬，「パキロビッド®パック」の構成成分として有名ですが，もともとは抗HIV薬として開発されたのです．

HIV感染者は他の併存疾患を持っていることが多いのです．そして，患者の生存率が高まり，患者の高齢化が進めばさらにこのリスクが増すことは，はなから予想できたことでした．たとえ，現時点では併用薬がなくても，将来的には血圧が上がったり，血糖が上がったり，心筋梗塞になったり，がんになったり，認知症などを発症するかもしれません．

さて，そこでラルテグラビルです．前述のように，この比較的古いINSTIは薬物相互作用という点では非常に優等生でして，他の薬との相互作用が非常に少ないのが取り柄なのです．すでに「より優れた」薬があり，おまけに長い使用経験があるのです．「より欠点が多い」ことがわかっているスタリビルド®とゲンボイヤ®を使う必然性はないのです．

加えて，エルビテグラビルは薬物耐性の発生リスクとしても他のINSTIに比べると高いことがわかってきました．

これを「耐性のバリア」が低いといいます．こうしたことから，当初は強い推奨薬だったエルビテグラビル・ベースのレジメンは推奨度が下がりました．ただし，同じ欠点はラルテグラビルも持っています．

いずれにしても，エルビテグラビルにあって，他のINSTIにないもの，言い換えるならば，

エルビテグラビルでなければ，できないこと

が，ほとんどありません．だから，スタリビルド®とゲンボイヤ®はもはや存在

JCOPY 498-11722

理由がほとんどないのです．ぼくの場合，他院でゲンボイヤ® を出されて安定している患者さんにだけ，例外としてこの薬を継続しています．上手くいっている限りは，薬は変えない．鉄則です．

ぼくは両薬の承認，販売当初からスタリビルド® もゲンボイヤ® も使っていませんでした．先見の明がありますね（笑）．当時，これらの薬には，

単一の錠剤で１日１回投与

というものがありました．これは確かに利点といえば利点でしたが，上記の未知のリスクを払拭するほどの大きな利点とはぼくには思えませんでした．実際，何人かの患者さんはネットで新薬の情報を手に入れてきて，

「こっちに変えることはできませんかね」

と相談してきました．ぼくは，新薬の持つポテンシャルなリスクも踏まえて，説明しますとたいていの患者さんは，

「うーん，だったら，そこまでして１剤にこだわってるわけでもありません」

と言いました．あるいは，ドルテグラビルに変えました．もちろん，それでもどうしても１日１回１錠がいい，という患者さんがいたらぼくも薬を変えていたとは思いますが……

まあ，コビシスタットの問題はそもそも開発段階からあってですね，ぼくはエルビテグラビル・ベースのレジメンをガイドラインが当初強く推奨していたのには違和感を覚えていました．

Clinicalinfo とか IAS ガイドラインの問題点とぼくが考えているのは，ガイドライン作成者に，新薬開発に深く関与していたり，経済的な利益相反がある人が多いことです．

Clinicalinfo の利益相反

https://clinicalinfo.hiv.gov/en/guidelines/hiv-clinical-guidelines-adult-and-adolescent-arv/financial-disclosure

IAS ガイドラインの末尾にも利益相反（COI）リストがあります．

https://jamanetwork.com/journals/jama/fullarticle/2799240

Dr Gandhi reported receiving grants from the National Institutes of Health (NIH). Dr Bedimo reported receiving grants from Merck and ViiV Healthcare and serving on the scientific advisory board of Merck, ViiV Healthcare, Gilead Sciences, Theratechnologies, and Janssen Scientific. Dr Hoy reported serving on the advisory board of ViiV Healthcare and Gilead Sciences. Dr Landovitz reported serving on the scientific advisory board of Gilead Sciences and Merck; receiving consulting fees from Cepheid; and receiving grants from the NIH and ViiV Healthcare. Dr Smith reported receiving grants from the NIH San Diego Center for AIDS Research and receiving personal fees from Linear Therapies, Model Medicines, Pharma Holdings, Bayer Pharmaceuticals, and Evidera. Dr Eaton reported receiving grants paid to her institution from NIH and Bristol Myers Squibb and receiving consulting fees from Gilead Sciences. Dr Lehmann reported receiving personal fees from VIIV Healthcare, Gilead, Pfizer, Janssen, Novartis, BioNTech, and Merck Sharp & Dohme and receiving grants from the German Center of Infection Research and the German Ministry of Research. Dr Springer reported receiving grants from the National Institute on Drug Abuse, National Center for Advancing Translational Science, and Veterans Affairs Cooperative Studies Program; receiving consulting fees from Alkermes Inc; and receiving in-kind drug donation from Alkermes Inc (Vivitrol) and Indivior (Sublocade) for NIH-sponsored research. Dr Sax reported receiving grants from Gilead and ViiV and receiving personal fees from Gilead, Janssen, Merck, and ViiV. Dr Thompson reported receiving research funding to the AIDS Research Consortium of Atlanta from Bristol Myers Squibb, Cepheid Inc, Cytodyne Inc, Frontier Biotechnologies, Gilead Sciences, GlaxoSmithKline, Merck Sharp & Dohme, and ViiV and serving as chair of an independent data monitoring committee for Excision Biotherapeutics. Dr Benson reported receiving grants from NIH/National Institute of Allergy and Infectious Diseases (NIAID), National Institute of Mental Health; receiving grants to her institution from Fogarty, Gilead, and DNAe; receiving lecture/symposia honoraria from International Antiviral Society—USA; serving as deputy editor of Clinical Infectious Diseases; and receiving consulting fees from NDA Partners. Dr Buchbinder reported receiving grants from Gilead Sciences and ViiV Healthcare. Dr del Rio reported receiving grants from the NIH/NIAID Emory Center for AIDS Research and receiving consulting fees from Resverlogix. Dr Eron reported receiving personal fees from Merck, ViiV Healthcare, and Gilead Sciences and receiving grants from ViiV Healthcare, Gilead Sciences, and Janssen. Dr Günthard reported receiving grants from the Swiss National Science Foundation, NIH, Yvonne Jacob Foundation, Gilead, the Swiss HIV Cohort Study, and advisory board, consulting, and data and safety monitoring board fees from Merck, Gilead Sciences, ViiV Healthcare, GlaxoSmithKline, Janssen, Johnson & Johnson, and Novartis. Dr Molina reported receiving grants from Gilead and serving on the advisory board for Gilead, Merck, and ViiV. Dr Saag reported receiving grants to his institution from ViiV Healthcare and Gilead Sciences and receiving consulting fees from TFF Pharmaceuticals and American Gene Technologies. No other disclosures were reported.

まあ長いこと，長いこと．みなさん，業界とべったりなままでガイドラインを作ってるのです．

もちろん，こうした利益相反はガイドラインで公開はされているのですが，それにしても，近年のガイドラインは新薬バンザイのノリが強くて，ぼくにはそれが不満です．正直，できたばかりでまだまだ未知のデータが多い新薬をいの一番に推奨する態度には，やや臨床センスを疑うものがあります．

そんなわけで，米国のガイドラインは一般に信頼できることが多いのですが，こと HIV に関する限り，ぼくはやや懐疑的にみています．

ちなみに，ヨーロッパの EACS のガイドライン，日本の「手引き」には利益相反情報が記載されていません．これはこれで問題ですね．

利益相反の問題は，なかなか理解されていません．何十年と HIV をやっているスレッカラシの HIV 屋さんでも……いや，だからこそ，というべきか……気づかないし，理解しようとしない．

なんか，よいたとえ話はないですかね．

例えば，コンビニの限定商品．お菓子とかビールとか，期間限定で売ってるじゃないですか．

ああいう新製品は，本当に客のニーズに合致したよい商品かはわからないのです．だからこそ，「限定」といういかにも魅力的なキャッチフレーズを付けて，売り出すわけです．

しかし，本当に既存の商品よりも美味しいベターな商品ならば，別に限定的に販売せず，常時売っていればよいのです．常時売っている品物のほうが，客に安定的に売れるという市場の検証がなされているのですよ．だから，お菓子にしてもビールにしても，

限定商品よりも，普段の常設の商品のほうが美味しい可能性が高い

のです．そして，数ある限定商品の中で，ごく一部のヒットした商品が常設の商品へと進化していきます．

まあ，コンビニのお菓子やビールくらいならば，

「あ，マズー．失敗した」

で済むのでよいですが，何年，何十年と服用する ART においては，このような失敗はできるだけ回避したいわけです．

とくに，日本では「薬害エイズ事件」の贖罪という意味で，新しい抗 HIV 薬の

審査，承認が非常に簡便になっており，国内での臨床試験もないまま新しい薬を導入できるのです．それは，ドラッグラグ（国内外の承認薬の時間差）を回避する上では，便利といえば便利ですが，諸刃の剣ともいえるのです．日本人特有の遺伝子特性や副作用については情報が不十分だからです．

だいたい，「日本人は日本人だ．海外のデータだけではエビデンスが不十分だ」という日本人特殊論が流布して厳しい意見が多い中で（特にワクチン），抗HIV薬についてはちょっと見解が甘いのではないでしょうか．

で，代謝や副作用や相互作用など，いろいろな長い時間の審判を受けてサヴァイブした「限定」商品たる新薬のみが，「常設」たる推奨薬にステップアップするのです．

日本におけるHIV/AIDS

「薬害エイズ」の話が出ましたので，ちょっと日本のHIV/AIDSについて振り返ろうと思います．以下は「本質のHIV（HIV Essentials）」を訳出したとき（2015年）に付録として載せた文章ですが，ここに転載します．歴史を振り返るのはいつも大事です．本書の他の項と重複している部分もありますが，そこはご容赦ください．薬価などのデータは執筆当時のままです．

伴性遺伝する遺伝性疾患血友病はかつて平均余命4年未満の疾患だった．不足する凝固因子を補充するため，全血輸血ついで血漿輸血が行われたが，合併症が多く治療効果は小さかった．

そこで血漿を冷凍してから凝固因子の多く含まれる沈殿物を投与する治療が開発された．冷凍して沈殿させる，クリオ・プレシピテートである．しかし，「クリオ」は医療機関での長時間の点滴が必要であり，患者サイドからは使用しにくい薬だった．副作用も問題であった．

クリオの副作用の原因となる夾雑物を除去し，凝固因子の濃度を上げた濃縮製剤が開発され，自宅での注射が可能になった．血友病患者の余命は劇的に伸びて，「小児の病気」であった血友病患者の平均余命は40年を超えた．濃縮製剤の承認が1974年，自己注射が健康保険で認められるようになったのが1983年であった．

濃縮製剤は何千人という大量の献血者の血液を濃縮精製して作られる．よって血液由来の感染症のリスクが高い．すでに B 型肝炎は血液由来の感染症として知られており，濃縮製剤は B 型肝炎ウイルス感染のリスク因子であった．

これを克服すべく，アメリカでは B 型肝炎ウイルスを殺す加熱製剤が開発された．ただし，加熱によって因子活性は下がる．当時日本では濃縮製剤の 95%を海外からの輸入に頼っており，因子活性が低下した分を埋め合わせようとすると輸入量を激増せねばならなかった．すでに血液製剤の世界市場で大きな位置を占め批判されていた日本が，さらに輸入量を増やすのは容認されにくかった．

エイズがアメリカで発見されたのが 1981 年である．当初は男性同性愛者が罹患する疾患という認識であったが，同性愛のない血友病患者でのエイズも発見されていた．当時厚生省にいた郡司篤晃は 1982 年にこの事実を知ったと述べている．

1982 年，アメリカ血友病財団は血液製剤によるエイズのリスクは高くないという理由から血友病患者の血液製剤による治療法を変えないよう勧告を出した．しかし，翌年の 83 年には一部の患者には（エイズ罹患のリスクが濃縮製剤より低いと考えられた）クリオ製剤を使うよう勧めている．また，アメリカの公衆衛生局はハイリスク患者の献血を自粛するように呼びかけるようになった．

日本では 1983 年 6 月にエイズ研究班が作られた．加熱製剤や濃縮製剤の輸入禁止は血友病患者の受けている利益とのバランスから反対されたという．第 2 回の研究班会議は同年 7 月に行われ，帝京大学の症例がエイズかと疑われたが確信はもたれなかった（実際にはこの時点で多くの患者が発生していたが）．

エイズは「症候群」であり，当時その原因は不明で，現象による疾患の同一性の証明は困難だった．同時期にアメリカのギャロとフランスのモンタニエが別々にエイズの原因たるウイルスを発見したと学術誌に発表していた（そして後に論争となる）が，当時は HIV という概念もなければ確定診断の方法もない．

日本の献血事業は日本赤十字社が独占的に行っていたが，血液濃縮製剤をつくるライセンスは持っていなかった．持っていたのはミドリ十字（当時）のような私的企業や公益法人の化血研であったが，献血された血液の企業への売却は「売血」とメディアに批判されていたこともあり，濃縮製剤の国内生産は困難であった．様々な理由のためにエイズ罹患回避の方法（国内での血液製剤生産，加熱製剤，クリオへの変換）は難航した．

1984 年，ギャロは自身が見つけたウイルスがエイズの原因であると主張し，翌

85年になって，ギャロとモンタニエがそれぞれエイズの原因と主張していたウイルスが同じものであることが判明した．国際的にも，この時期をもってエイズの原因がギャロ・モンタニエたちの見つけたウイルスであると承認されていく．

1985年に帝京大学病院で出血していた血友病患者に非加熱濃縮製剤が投与された．その後患者は死亡し，血友病の権威であった同院の安部英医師が業務上過失の容疑で起訴され，逮捕・勾留された．2001年に無罪判決となったがメディアは大きく報じることなく，安部氏は世間からは「薬害エイズ事件における悪者」のイメージを残したまま2005年に逝去する．同様に厚生省にいた郡司篤晃などもメディアの厳しい攻撃にあった．厚生省にあったファイルを「隠蔽した」とされたからだ．1996年に厚生大臣になった菅直人はこのファイルの存在を受けて公式に謝罪を表明して男を上げる．この一件がなければ後に首相になることもなかっただろう．NHKの特集番組や櫻井よしこらジャーナリストたちの執拗な攻撃を受けてエイズは糾弾の道具となる．

HIV抗体が「HIV感染診断のツール」であるのは現在の常識であるが，当時それは常識とはなっていなかった．抗体陽性は多くの感染症（例えば麻疹）において「治癒証明」であり病原体が存在しない証なのだから．今の目から見ても安部や郡司を個人的に糾弾したり法的，社会的に糾弾・処罰するのは妥当とはいえない．もちろん，それは「今の目」だから言えるのであり，当時の状況ではそれは判定し得なかったのかもしれない．しかし，すでに誤謬とわかっている点を謝罪も訂正もしない櫻井達ジャーナリストの「今の目」は何を見ているのだろうか．謝罪も訂正もないまま，安部と郡司のプロとしての名誉は地に落ちたままである．

帝京大学での感染のすぐあとで，日本でも加熱製剤の使用が承認された．その後1988年に遺伝子組換え第Ⅷ因子製剤が承認され，この時点で血友病患者のHIV感染リスクはほぼ消失した．

1986年に松本市でフィリピン人のHIV感染が確認され，翌87年には神戸で日本人女性のHIV感染が確認され，メディアが大挙して日本はパニックとなった．同87年，エイズ治療薬としてヌクレオシド・アナログAZTがアメリカで承認となり，抗ウイルス薬療法開発時代の夜明けとなるが，いまだエイズは「死に至る病」であった．

余談だが，AZTは日本の満屋裕明らがHIVに対する効果を確認した．が，特許の問題などでこの問題は現在も論争の中にあり，国際的にはコンセンサスが得られていない．AZTは現在ファーストラインで用いられるARVではなく，その歴史的な役割を終えつつある．しかし，ART の嚆矢となった医薬品で歴史的な価値は非常に大きい．また，満屋は他の ARV，とくに PI でもっとも臨床的価値が高い（執筆時点）ダルナビル開発にも寄与しており，HIV/AIDS 診療・研究への貢献度が高い事実に変わりはない．

1989 年，血友病患者でエイズ罹患した患者遺族が国と製薬業界を相手取った訴訟を起こす．濃縮製剤による感染に対する損害賠償請求であった．この民事裁判は 1995 年に結審，1999 年に和解が成立する．和解後の原告の要求は以下のようなものであった．

薬害 HIV 訴訟和解後の原告要求

1. 遺族に関する要求
　追悼式，薬害根絶の碑建立，資料館建設，相談事業，遺族年金
2. 医療に関する要求
　エイズセンター〜拠点病院制度（病床確保，全科対応の専門医療，病院間の連携，カウンセリング），治療薬の早期承認，検査体制の充実，医療実態調査，保険制度の改善，研究体制，情報提供，国際協力
3. 手当に関する要求
　健康管理費用，身体障害者手帳・障害年金制度
4. 薬害被害実態調査
　血液凝固因子障害の調査
5. 真相究明・薬害根絶に関する要求
　医薬局体制，医薬情報の公開
6. 血液行政の是正に関する要求
　血液新法
7. 偏見差別の解消に関する要求
　エイズ予防法の廃止と感染症新法

これを受けて，1989 年から制定された「エイズ予防法」は患者のプライバシー侵害や偏見を助長しているという批判をうけ廃止．1999 年のいわゆる「感染症法」にまとめられて 4 類感染症となった（現在は 5 類）．

1998 年から HIV 感染者は「免疫機能障害」として一定の基準を満たせば 1〜4

JCOPY 498-11722

級の身体障害者手帳が取得可能になった．このしくみを活用し，感染者は自立支援医療費助成，重度心身障害者医療費助成，障害年金の助成が得られる．これは薬害エイズ訴訟の和解時になされた「恒久対策」の一環であるが，当時から身体障害者福祉法の理念と噛み合わないという異論もあった．とはいえ，生涯に 1 億円ともいわれる HIV/AIDS 診療費を制度的にカバーできるのは評価できる点ではあった．この制度がなければ多くの患者は治療の恩恵をうけることができなかったであろう．

90 年代から各地でエイズ拠点病院が作られるようになり，政策制度としてエイズ診療の仕組みが構造化され，後に拠点病院を統括するブロック拠点病院もできるようになった．90 年代後半からは ART（HAART）によって患者の予後は劇的に改善し，現在に至っている．

しかし，このような拠点病院化は国立国際医療研究センター ACC（東京）や大阪医療センター HIV/AIDS 先端医療開発センター（大阪）といった一部の有名病院に患者が殺到する事態を招く．患者の殺到は医療の質にも影響しかねない．逆に，拠点病院のなかには HIV 診療経験のほとんどない病院も存在し，そうした診療経験に乏しい施設では実質上診療を拒否している所すらあると聞く．また，拠点病院外で質の高い HIV/AIDS 診療をしている医療機関もあるが，既存の拠点病院が存在するために（この病院の HIV/AIDS 診療の質の如何にかかわらず）拠点病院指定を受けることができない．患者紹介は拠点病院のデータベースを中心に行われるから，質の高い診療医による HIV/AIDS 診療が結果的に阻害されてしまう．

注: これは後に，アンケート調査にて確認しました．
岩田健太郎，他．日本エイズ学会誌．2018; 20: 179–85.
https://jaids.jp/pdf/2018/20182003/20182003007013.pdf

ART によるエイズ予後改善は，HIV/AIDS 患者の高齢化とそれにまつわる合併症の増大を意味している．HIV とは直接関係ない糖尿病や高血圧，その合併症たる心血管系疾患に罹患し，非エイズ関連の悪性疾患に罹患し，歯科診療を要し，血液透析を要する．しかし，秋葉らによると日本の透析医療のほとんどが HIV 感染者を受け入れていないという．「HIV 専用ベッドが確保できない」というのがその理由だそうだが，そのような特殊なベッドが必要ないのは自明なことだ．拠点病

院の拡充は「HIV 患者の行く先」を規定するのに役だったが，皮肉にも「他には行けない」障壁にもなってしまったのだ．拠点病院が全ての非 HIV 関連の医療を賄えないことは言うまでもない．

近年になって身体障害者手帳のシステムは過去になかった別の問題を生んでいる．制度は免疫抑制が進行し，患者が重症化するほど障害者手帳の等級が上がり，より手厚いサポートを提供する．しかし，近年では ART 開始の時期は早期化する傾向にある．治療薬の進歩により，服薬が容易になり副作用のデメリットが軽減したためだ．本稿執筆時点では，CD4 数が 500 以上で治療を開始したほうが，治療を遅らせるよりも各種臨床アウトカムが改善することがランダム化比較試験で示されている．それなのに，日本では治療開始を早めようとすると手帳の等級が下がるために患者のサポートが目減りする．「もうすこし CD4 が下がってよい手帳をとれるまで治療を待ってほしい」といった本末転倒が起きてしまう．

このため，私は HIV/AIDS における身体障害者福祉法による支援は終了すべきと考えている．既得権の問題もあろうから，現行の手帳保持者はそのままでもよいかもしれない．しかし，今後診断される患者については異なる制度に移行すべきだ．一番実効性が高いのは難病指定だと思う．2014 年に指定難病は 110 疾患に増やされた（本書執筆時点では 338　https://www.nanbyou.or.jp/）．こちらであれば最新のエビデンスに基づいた診療を提供でき，重症化を看過する必要もない．細胞性免疫低下がそもそも身体障害と噛み合わない，という矛盾も解消できる．感染症は原則難病指定の範囲外であるが，「一般的に知られた感染症状と異なる発症形態を示し，症状が出現する機序が未解明なものなどについては，個別に検討を行う」とあり，HTLV-1 感染などの前例もある．

また，従来の拠点病院制度は薬害救済条件として歴史的な意義は認めるが，上記のように弊害のほうが大きくなりつつある．拠点病院スタッフを対象とした会議や研修も，インターネット全盛の現在となっては学習効果はそれほどでもない．私自身は拠点病院を対象とした研修会で目新しい「エビデンス」を得ることはほとんどない．いや，近年は利益相反の面から，製薬業界の意見を強く反映した発表も散見され，むしろカウンタープロダクティブなのではないか，と懸念されることすら，ある．

本書をご覧いただければわかるように HIV/AIDS 診療は長足の進歩を遂げている．しかし，特にアメリカと日本に特徴的だが，開発される新薬にすぐに飛びつく良くない傾向があると私は考える．本書〔「本質の HIV（HIV Essential）」〕に掲載したPaul Saxのブログにあるように，アメリカではどんどん新薬への移行が進み，DHHSガイドラインではこれまで主役級だったエファビレンツが第一推奨薬から外されている．しかし，HIV/AIDSの高度化，先進化は，高額化とほぼ同義でもある．年間40兆を超える日本の医療費で，高額化を続ける，そして生涯継続されるであろうHIV/AIDS診療をどう考えるか，より大きな視野からグランドデザインを構築する必要がある．上記制度のおかげで日本の患者は懐に痛みをあまり感じなくて済んでいるが，だからこそ問題を先送りにし続けて後で取り返しがつかないという事態に陥らぬよう，今の世代の我々が将来の世代にも配慮すべきだ．

日本ではテビケイ®（ドルテグラビル）1錠（1日量）は3262.60円，ストックリン®（エファビレンツ）600 mg錠（やはり1日量）が1916.90円だ（当時）．ジェネリックが入ればもっと安価になる．ARTは毎日飲まねばならない．一生飲まねばならない（今のところ）．1日1000円以上の違いは，月に3万円以上の違いとなり，年間30万円以上の違いとなる．仮に1万人のHIV/AIDS患者がストックリン®からテビケイ®に切り替えるだけで，年間30億円の医療費の違いを生み出す．そういう視点が全てではない．しかし，そういう視点も無視してはならない．

最近になって，「昔の」薬の再構築も試みられている．例えば，アタザナビル・リトナビルにラミブジンを用いるという「dual therapy（2剤）」が3剤と非劣性であった，あるいはロピナビル/リトナビルとラミブジンの「2剤」で3剤と非劣性であったという臨床試験が発表されている．本来，非劣性試験はより安価，より安全な薬で先行治療との「非劣性」を吟味するために開発された試験なので，本来の目的に合致した知見である．2剤であれば安全性や経済面での寄与も大きい．本稿執筆時点で2剤治療を推奨するものではもちろんないが，将来的にこのような視点での臨床研究も大切になってくるだろう（その後，エビデンスが蓄積され，前述のドウベイト®のような2剤治療も標準化された）．

拠点病院制度を廃止しても，診療の質は下がらない．むしろ形骸化した「なんちゃって」な病院に患者が流れる悲劇も，質の高い診療を提供しているのに拠点病院でないがゆえに患者がアクセスしない悲劇も解消されよう．透析や歯科診療へのコミットメントも高まり，「HIV/AIDS診療は全ての医療者の課題である（拠点病院におまかせ，ではない）」という共通認識も生まれよう．

保険診療上の齟齬も改善すべきだ．この問題はかなりよくなってきたが，例えば未だに急性 HIV 感染時の HIV PCR 検査は保険収載がない．PCR が必要なのは 1990 年代からわかっており，もう何十年も前からの「常識」である．行政上のこのような硬直性が医療現場における妥当なプラクティスを阻害している．

これまで述べてきたように，日本における HIV/AIDS は特殊な事情と歴史を持つ．しかし，諸外国においてもこの疾患は医学的に社会的に困難な歴史抜きでは語れない疾患であった．それを冷静に振り返り，反省/改善すべき点を模索，統括するのも今後の課題である．

「薬害エイズ」に見られるように，医学の不確定性や進歩の過程を無視したままで，医療事故が個人の不注意や悪意に帰せられたのは日本医学史上の不幸である．しかし，もっと不幸なのはこのような「個人糾弾型」の負の歴史が今現在も継続されている点である．最近でも誤投与という医療事故に関与した研修医が執行猶予付きの禁錮刑を科せられるという事件が起きた．2015 年の現在に至っても,「個人糾弾型」の社会構造は変わっていない．エイズの悲劇からなにも学習していない．

輸血関連感染症の原因として大きな位置を占めた C 型肝炎ウイルスが発見されたのは 1989 年．私が医学生になる前年である．その治療は近年長足の進歩を見せている．一般に性感染症の根絶は困難であるが，C 型肝炎の性行為による感染は比較的少ない．治療の進歩により，この感染症が近い将来根絶される可能性も十分にあると思う．

一方，HIV/AIDS の根絶はまだ現実味に乏しい遠い未来の目標である．今後の日本で HIV/AIDS をどう診療していくか，未来のビジョンを模索するときに，避けては通れない「わが国の事情」についてここでは考察した．

参考文献

郡司篤晃．安全という幻想．エイズ騒動から学ぶ．聖学院大学出版会．2015.
武藤春光，弘中惇一郎．安部英医師「薬害エイズ」事件の真実．現代人文社．2008.
堀田佳男．エイズ治療薬を発見した男．満屋裕明．文春文庫．2015.
秋葉　隆，日ノ下文彦．HIV 感染患者における透析医療の推進に関する調査．透析会誌．2013: 46: 111-8．https://www.jstage.jst.go.jp/article/jsdt/46/1/46_111/_pdf
エイズ予防サポートネット神戸．静かに迫り来る HIV．神戸からの報告．EPIC 2008.

磐井静江, 小西加保留. HIV感染者の身体障害者認定の経緯とICIDH-2への期待. リハビリテーション研究. 1996. http://www.dinf.ne.jp/doc/japanese/prdl/jsrd/rehab/r096/r0960006.html

高田 昇. 中国四国ブロックにおけるHIV感染症の医療体制に関する研究. http://www.aids-chushi.or.jp/care/aids_houkoku/01/0803/s3years.pdf

Initiation of Antiretroviral Therapy in Early Asymptomatic HIV Infection. New England Journal of Medicine. 2015 Aug; 373 (9): 795-807.

金谷泰宏. わが国における難病とは. 日医雑誌 2015; 144: 1137-39.

Arribas JR, et al. Dual treatment with lopinavir-ritonavir plus lamivudine versus triple treatment with lopinavir-ritonavir plus lamivudine or emtricitabine and a second nucleos (t) ide reverse transcriptase inhibitor for maintenance of HIV-1 viral suppression (OLE): a randomised, open-label, non-inferiority trial. The Lancet Infectious Diseases. 2015 Jul; 15 (7): 785-92.

Cahn P, et al. Dual therapy with lopinavir and ritonavir plus lamivudine versus triple therapy with lopinavir and ritonavir plus two nucleoside reverse transcriptase inhibitors in antiretroviral-therapy-naive adults with HIV-1 infection: 48 week results of the randomised, open label, non-inferiority GARDEL trial. The Lancet Infectious Diseases. 2014 Jul; 14 (7): 572-80.

坂根みち子.「医療従事者を守ろう」—ウログラフィン誤投与事件の責任は病院にあり—2015年7月17日. MRIC by医療ガバナンス学会 発行. http://medg.jp/mt/?p=5993

4　HIVのしくみ，ARTのしくみ

HIVとは何か

ここまで説明したところで，実際のHIVについて説明します．多くの教科書はこっちを先に説明するのですが，イメージを先につかんでもらうためにちょっと後回しにしました．

HIVはヒト免疫不全ウイルス（human immunodeficiency virus）のことです．エイズ（後天性免疫不全症候群）の原因病原体です．エイズ（AIDS）はacquired immune deficiency syndromeのことです．うーん，英語名，長いですが，まあHIVとエイズだけ知っとけば，とりあえずはよいです．

ちょっとINSTIのところで説明しましたが，HIVはRNAウイルスです．遺伝子がRNAから構成されています．これが人間の細胞，特にCD4陽性Tリンパ球に感染するのです．

この感染の仕方をこれから説明します．ちょっと面倒ですが，ここを理解しないと治療薬もよくわからなくなってしまいます．逆に，ここさえ理解してしまえば治療薬もよく理解できます．がんばってください．

さて，ひとつひとつ見ていきましょう．

まず，HIVはT細胞に入っていきます．HIVがT細胞の表面にあるCD4という受容体に結合し，細胞の中に入っていきます．

次に，HIVの中にある遺伝子，RNAから二重鎖DNAを作ります．これを作るのが逆転写酵素です．DNAからRNAという「転写」ではなく，RNAからDNAという「逆」に転写するから，逆転写，でした．

逆転写酵素で二重鎖DNAとなった遺伝子は，T細胞の核の中にあるヒトの遺伝子に取り込まれます．このとき使われる酵素がインテグラーゼ．インテグラーゼが二重鎖DNAを運んで核膜の孔から核に入り，このDNAがヒトの遺伝子に取り込まれます．

このインテグラーゼを阻害するのが，インテグラーゼ阻害薬，INSTIでした．

その，取り込まれたHIVのDNAが，HIVの遺伝子たるRNAを作ったり，HIV

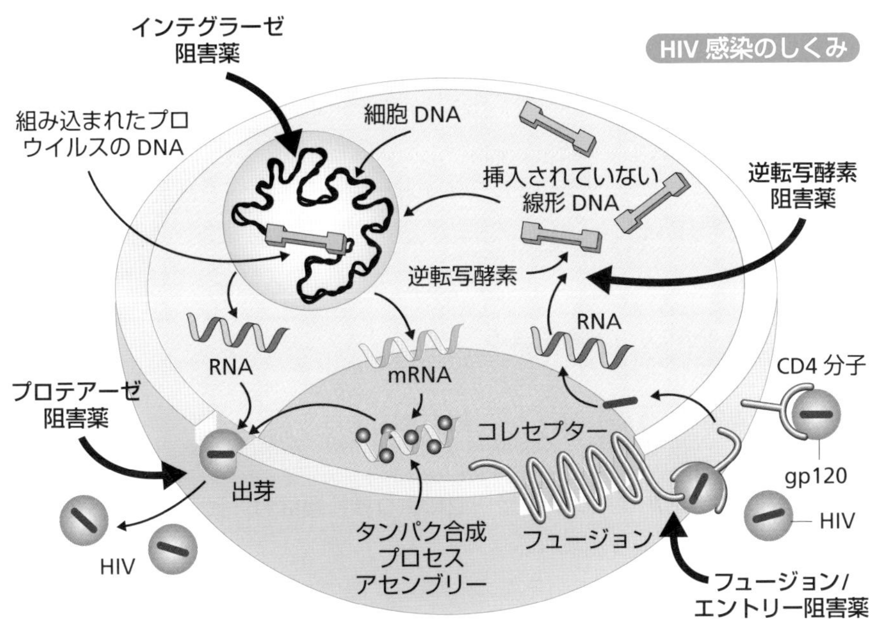

（http://www.medscape.com/viewarticle/458523_6 より改変）

の構成要素であるタンパク質や，酵素を作ります．

余談ですが，新型コロナウイルスのメッセンジャーRNA（mRNA）ワクチンがヒトのゲノムに取り込まれて人体に悪影響を与える，という説がまことしやかに流されたりしますが，mRNA「そのもの」が何の助けもなしにはヒトのゲノムに入り込むことができないのは，HIVのかなり巧妙なメカニズムを見れば一目瞭然ですね．

HIVの構成要素であるタンパク質は，プロテアーゼによって切り取られ，各材料が集まってウイルスが完成します．

これが細胞から飛び出して，さらに感染を続けます．

まずはこのサイクルを理解してください．

さて，HIVがT細胞に感染し，そこで増殖し，また飛び出すために逆転写酵素とプロテアーゼが介在しています．両者がなくてはHIVは増えることができません．だから，これらを阻害する薬剤が有効なのです．逆転写酵素をNRTIとNNRTIという，2種類の逆転写酵素阻害薬が阻害し，プロテアーゼはプロテアー

JCOPY 498-11722

ゼ阻害薬（PI）が阻害します．

NRTI とか NNRTI とか，PI とかは，あとでまとめて説明するので，今はとにかく，

HIV の薬

とだけ認識しておいてください！

つまり，

HIV が CD4 を介し，T 細胞に入る
↓
逆転写酵素で（一本鎖）RNA が二重鎖 DNA を作る
↓
HIV の二重鎖 DNA がインテグラーゼにより核に運ばれ，ヒトの細胞核の中でヒトの遺伝子に取り込まれる
↓
遺伝子がコードされ，HIV の RNA やタンパクを作る
↓
プロテアーゼがウイルスを作る
↓
HIV が T 細胞から飛び出す

というサイクルです．

YouTube できれいなアニメーションを見つけました(似たようなものはたくさんあります)．解説は英語ですが，まあ，絵を見ていればなにが起きているかはわかります．

https://youtu.be/PlSvywlLuNw

そして，ここに，

HIV が CD4 を介し，T 細胞に入る
↓
逆転写酵素で（一本鎖）RNA が二重鎖 DNA を作る ⇐ NRTI，NNRTI
↓

JCOPY 498-11722

HIVの二重鎖DNAがヒトの細胞核の中で遺伝子に取り込まれる ⇐ INSTI
↓
遺伝子がコードされ，HIVのRNAやタンパクを作る
↓
プロテアーゼがウイルスを作る ⇐ PI
↓
HIVがT細胞から飛び出す

が介入するのです．

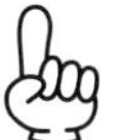

Point

◆ HIV増殖のプロセスを覚えよう．T細胞に入り，逆転写酵素でRNAが二重鎖DNAになる．HIVを作るにはプロテアーゼが必要．その後，T細胞から飛び出していく．

◆ 逆転写酵素，プロテアーゼやインテグラーゼの阻害により，HIV増殖はブロックされる．

さあ，今のところはこのくらいの知識で十分です．慌てず，のんびりやりましょう．

エイズとは？

エイズとは後天性免疫不全症候群のことです．このことは述べましたね．また漢字が多いですね．「困難は分割せよ」と言ったデカルトに倣って分割です．

後天性/免疫不全/症候群

生まれつきではなく，免疫が下がる症候群……ということです．なんだ，難しくないじゃないか．

この病名はエイズが発見された1981年に付けられた名前です．当時はこの病気の原因がわかっていなかったので，症状を集めた（原因のわからない）病気という意味で，「症候群」という名前がついていました．後でこの疾患はHIV感染によるものだとわかったのですが，一回「エイズ」という名前が定着してしまったのでもう名前を変えるのもナンだから……(と言ったかどうかは知りませんが),

今に至っているのです．

免疫とは，病気から身を守る人間の防御機構のことです．エイズではこの免疫機構が破壊されます．免疫機構でも特に重要なリンパ球，CD4 陽性 T リンパ球が HIV 感染により破壊され，減ってしまうのが主な原因です．

エイズになり，治療をしないと患者はいずれ死んでしまいます（ほとんど）．その理由は主に 3 つです．

1. 免疫機構が低下することにより起きる感染症（日和見感染）
2. エイズが原因で起きるがん
3. HIV 感染そのものによる臓器障害

もっとも，現在では ART のおかげでエイズそのもので亡くなる方は激減しました．むしろ，現在 HIV 感染者は 1 でも 2 でも 3 でもなく，ART を続けていく中で発見されたがん（2 のエイズが原因のがんではなく……）とか，心筋梗塞とか，エイズとは関係ないがんなどで亡くなったりすることのほうが多くなっているのです．国立国際医療研究センターにいらした岡慎一先生によると，2020 年のセンターでの HIV 感染者死亡は 16 件．そのうち 8 件がエイズ指標疾患ではないがん，あとは自殺，外傷，脳梗塞，アルコール大量摂取などでした．古典的な日和見感染やエイズ指標疾患たる悪性疾患で亡くなる方は稀有になっているのです．

Oka S. AIDS at 40th: The progress of HIV treatment in Japan. Global Health & Medicine. 2022; 4: 1-8.

大切なのは，CD4 とウイルス量

さて，HIV 感染を評価するのにとても大切な概念が 2 つあります．

それは CD4 とウイルス量です．

この 2 つは大事なので，しっかり押さえておきましょう．

CD4 とは，CD4 陽性 T リンパ球の数のことです．1 mm^3あたりの数を数えます．正常な成人でしたら大体 1,000/mm^3くらいあります．HIV 感染があると CD4 陽性 T リンパ球（以下，CD4）がだんだん下がってくるのです．HIV が細胞に感染して破壊していくからです．CD4 が下がれば下がるほど，深刻な合併症が起きやすくなります．逆に，CD4 がわかっていれば，どのような合併症が起きやすいかどうか，予測することができるようになります．

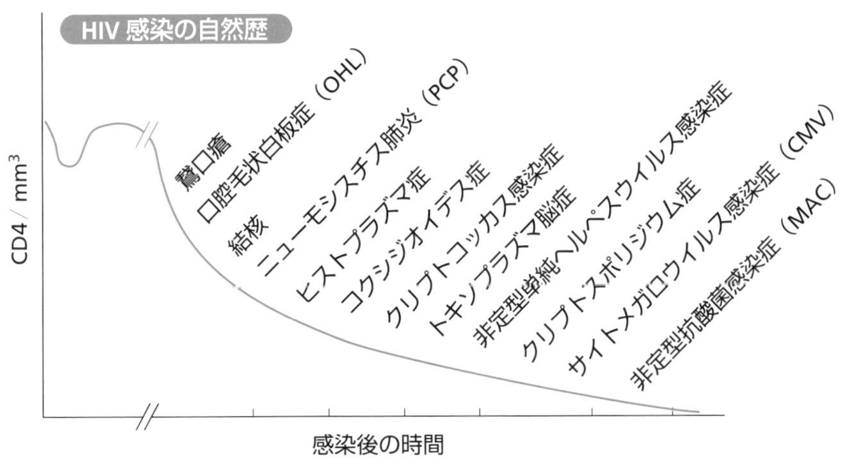

（http://pathmicro.med.sc.edu/lecture/images/natural-history.gif より改変）

こんなふうに，CD4 が下がるといろいろな日和見感染を起こしやすくなるのです．まあ，あくまでも目安なので，必ずしもこのような順番で病気にかかるわけではありませんが．

だから，ぼくらは CD4 を病気の進行のステージングみたいに使っています．鉄道に例えると，駅ですね．例えば，東京駅は元気な人，新神戸駅は病気がいよいよ進行した状態と例えましょうか（神戸の皆さん，ごめんなさい！）．

HIV 感染が進行していくと，新幹線（HIV 感染）はどんどん西に進んでいきます．CD4 が 500 くらいは新横浜…そろそろ肺炎や帯状疱疹などを起こしやすくなります．CD4 が 200 くらいで名古屋，ニューモシスチス肺炎を起こし，京都に行くとクリプトコッカス，新大阪で非定型抗酸菌感染症……まあそんな感じです．

逆に，治療の目標は CD4 の低下を食い止め，逆に増やしてやることです．名古屋辺りに行く前に新幹線を逆走させてやるわけですね．

次に大切なのは，ウイルス量です．英語では viral load，略して VL と呼んだりします．血漿 1 mL 中にいくつの HIV が見つかるかという数字です．通常は 10 の何乗という対数で表現します．

2.3×10　5 copies/mL

みたいに．

対数は英語で log と呼びます．治療でウイルス量が下がってくると，「お，1 ログ，ウイルスが減ったな」みたいな言い方をします．

治療がうまくいくと，ウイルスは検出感度以下……つまり検査では見つからなくなります．

残念ながら，検出感度以下というのは体からHIVが消えてなくなったわけではありません．あくまでも検査で見つからなくなった，というだけです．治療をここで中断してしまうと，またHIVは増殖し，見つかるようになります．ウイルスが多くなると，10の５乗，つまり10万コピーとかそれ以上にまでウイルスは増えてしまいます．

血中のウイルス量が多ければ多いほど治療の効果は下がると言われています．また，ウイルス量が高ければ高いほどエイズの進行は速くなると言われています．CD4が列車における停車駅に例えられるのであれば，ウイルス量は列車のスピードに例えられます．ウイルス量が低ければ鈍行列車，高いと特急…さらに高いと新幹線というイメージです．

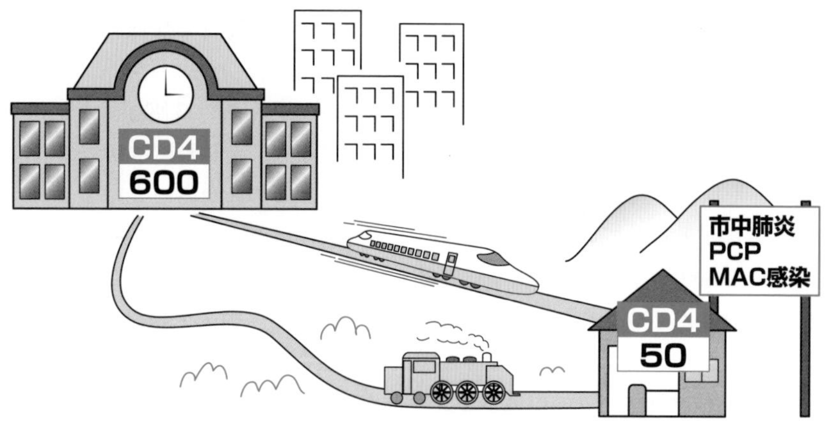

CD4とウイルス量………おわかりいただけましたか．大事なコンセプトなのでぜひ覚えてくださいね．

JCOPY 498-11722

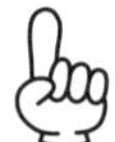

Point

- ◆ HIV 診療では CD4 とウイルス量が大事.
- ◆ CD4 はエイズの進行度合を示す．列車の停車駅に例えられる.
- ◆ ウイルス量はエイズの進行のスピードを示す．列車のスピードに例えられる.

HIV 感染・エイズの自然歴

さて，この CD4 とウイルス量が HIV 感染によってどのように動いていくのかを示したのが以下の図です．これはとても大切な図ですから，しっかり理解してください.

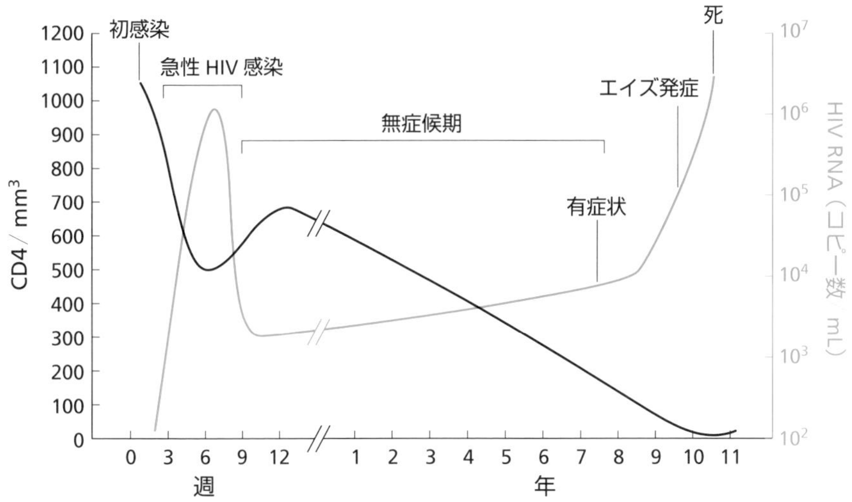

感染した後，数週間で急性感染の症状が見られます．このとき CD4 は一過性に下がり，ウイルス量は増えます．しかしこの症状は自然によくなり，年単位の無症候期が続きます．その間，だんだん CD4 は下がっていき，ウイルス量は多くなってきます．そして肺炎や帯状疱疹といった感染症が発症しやすくなり，さらにニューモシスチス肺炎などの日和見感染を起こすようになり，最期には死に至ってしまうのです．治療をしないと.

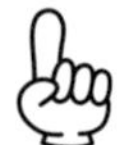

Point

◆ **HIV 感染の自然歴は，感染，急性感染症状，無症候期，有症状，エイズ発症，死という流れである．年単位で進行していく．**

幸い，このような経過をたどる患者さんは近年はどんどん減ってきました．早期診断，早期治療のおかげです．

エイズの診断

HIV 感染とエイズは厳密には同じものではありません．HIV 感染が起き，何年かの無症候期を過ぎ，一定の基準を満たすとエイズと判定されます．

HIV 感染は ELISA 検査で HIV の抗原や抗体をスクリーニングし，抗体確認検査法（Geenius HIV 1/2 キットなど）および核酸増幅法（PCR など）で確定診断するのが基本です．急性感染のときは抗原，抗体検査が偽陰性になり，核酸増幅法のみが陽性になることもありますが，急性感染診断のための HIV PCR 検査は保険適用がありません．

こんな基本的な誤謬が何十年もほったらかしなのが，日本医療制度のきっついところです．抗原抗体スクリーニング検査が陽性のときのみ，PCR は保険収載されます．なお，HIV は大別すると HIV-1 と HIV-2 に分けられますが，HIV-2 に対する PCR は日本では通常行われていません．幸い，日本で見つかる HIV 感染はほとんど HIV-1 によるものです．

HIV 感染症の診断 | 解説編 | 診断と治療ハンドブック.
https://www.acc.ncgm.go.jp/medics/treatment/handbook/part3/sec12.html（Accessed 31 August 2023）

エイズについては，ここでは日本の診断基準を示しておきます．エイズの診断基準は国によって異なります．例えば，アメリカでは症状の有無にかかわらず CD4 が 200 未満でエイズと診断します．これはどちらが正しい，というものではなく，「このくらいになったらエイズと呼びましょう」というコンセンサス・ステートメントだからです．病気の呼称について興味のある人は，拙著「感染症は実在しない」（集英社インターナショナル）をご参照ください（こまめに宣伝しておかねば）．

エイズ診断基準

A．真菌症

1．カンジダ症(食道，気管，気管支，肺)
2．クリプトコッカス症（肺以外）
3．コクシジオイデス症
  1）全身に播種したもの
  2）肺，頸部，肺門リンパ節以外の部位に起こったもの
4．ヒストプラズマ症
  1）全身に播種したもの
  2）肺，頸部，肺門リンパ節以外の部位に起こったもの
5．ニューモシスチス肺炎

B．原虫症

6．トキソプラズマ脳症（生後1カ月以後）
7．クリプトスポリジウム症（1カ月以上続く下痢を伴ったもの）
8．イソスポラ症（1カ月以上続く下痢を伴ったもの）

C．細菌感染症

9．化膿性細菌感染症(13歳未満で，ヘモフィルス，連鎖球菌等の化膿性細菌により以下のいずれかが2年以内に，2つ以上多発あるいは繰り返して起こったもの)
  1）敗血症
  2）肺炎
  3）髄膜炎
  4）骨関節炎
  5）中耳・皮膚粘膜以外の部位や深在臓器の膿瘍
10．サルモネラ菌血症（再発を繰り返すもので，チフス菌によるものを除く）
11．活動性結核（肺結核または肺外結核）
12．非定型抗酸菌症
  1）全身に播種したもの
  2）肺，皮膚，頸部，肺門リンパ節以外の部位に起こったもの

D．ウイルス感染症

13．サイトメガロウイルス感染症（生後1カ月以後で，肝，脾，リンパ節以外）
14．単純ヘルペスウイルス感染症
  1）1カ月以上持続する粘膜，皮膚の潰瘍を呈するもの
  2）生後1カ月以後で気管支炎，肺炎，食道炎を併発するもの
15．進行性多巣性白質脳症（PML）

E．腫瘍

16．カポジ肉腫
17．原発性脳リンパ腫
18．非ホジキンリンパ腫
  LSG分類により
  1）大細胞型
    免疫芽球型
  2）Burkitt型
19．浸潤性子宮頸癌

F．その他

20．反復性肺炎
21．リンパ性間質性肺炎/肺リンパ過形成: LIP/PLH complex（13歳未満）
22．HIV脳症
23．HIV消耗性症候群

（厚生省エイズ動向委員会，1999 http://www.acc.go.jp/mlhw/mhw_kijyun/kijyun.htm より改変）

いずれにしても，HIV 感染があり，かつ以下の条件を一つでも満たしていれば，エイズ指標疾患を発症していれば，それはエイズという病気になります．

ずいぶん長いリストなので閉口された方もおいでかもしれません．ただ，実際には23のバラエティーある疾患が等しく発症するわけではありません．一番多いのはニューモシスチス肺炎（PCP），カンジダ症，結核，サイトメガロウイルス感染症，原発性脳リンパ腫，反復性肺炎といったところです．

日本では少ないヒストプラズマ症，コクシジオイデス症，クリプトスポリジウム，イソスポラなどは国内ではあまり見ることがありません．もっとも，グローバル化で外国との行き来がより活発になれば，世界のどこで発生している感染症も日本で流行するリスクはあるのですけど．

いつから ART を始めるか？

いつから ART を始めるか？　これは以前から，とてもホットな話題でした．早く治療をしたほうが免疫の回復が早まり，予後も良くなる．しかし，あまり治療が早すぎると薬の副作用や薬剤耐性が問題，というわけで，ジレンマだったわけです．

が，現在，このジレンマは完全に解消されました．ART が進歩したおかげで，治療のメリットが無治療のデメリットを大きく上回ることになったのです．よって，

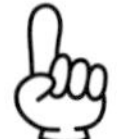

Point

◆ HIV 感染者は全員，例外なく ART で治療．

ということになりました．イエイ．

世界的には，HIV 感染を診断した「その日」に ART を開始するのが理想，とされています．米国の一部の地域ではこういうプラクティスが実践されており，そのほうが患者の予後が良くなる可能性も研究で示唆されています．

Rosen S, Maskew M, Fox MP, et al. Initiating antiretroviral therapy for HIV at a patient's first clinic visit: The RapIT randomized controlled trial. PLoS medicine. 2016; 13（5）: e1002015.

Koenig SP, Dorvil N, Devieux JG, et al. Same-day HIV testing with initiation of anti-

JCOPY 498-11722

retroviral therapy versus standard care for persons living with HIV: A randomized unblinded trial. PLoS medicine. 2017; 14（7）: e1002357.

HIV diagnosis followed by initiation of treatment on the same day［Internet］.［cited 2018 Dec 4］. Available from: https://www. catie. ca/en/catienews/2016-12-08/hiv-diagnosis-followed-initiation-treatment-same-day

ただ，日本では後述の身体障害者認定や拠点病院への紹介など，いろいろな社会的な障壁があり，医学的に理想的なARTの開始ができない状況になっています．日本はいつでもそうなのですが，どうして科学的な妥当性を行政が承認しないのでしょうか．さっきのPCRもそうだったけどね．日本の医療行政の非科学性にはいつもウンザリしています，まじで．新型コロナのときにも，こんな話ばかりですよ，もう．

ARTは治療効果だけでなく，予防にも大きな影響があることがわかっています．つまり，ARTでHIV増殖を抑えてしまえば，他者への感染もしにくくなるのです．きちんとウイルスを検出感度以下まで抑えてしまえば，コンドームなしのセックスでもHIV感染は起きないことが研究で示されています．これが，U=U…… undetectable = untransmittable，です．Undetectableというのは，血液検査のHIVウイルス量が検出感度未満，という意味です．

Rodger AJ, Cambiano V, Bruun T, et al. Sexual activity without condoms and risk of HIV transmission in serodifferent couples when the HIV-positive partner Is using suppressive antiretroviral therapy. JAMA. 2016 Jul 12; 316（2）: 171-81.

そういう意味でも，早期診断と早期治療はとても大事なのですね．特に，新規感染者数が思ったように減らない日本では，この点はとても強調すべきです．

日和見感染のあるエイズ患者にARTを開始し，免疫を改善すると，炎症が逆に強くなってしまうことがあります．免疫再構築症候群（immune reconstitution inflammatory syndrome，IRISアイリス）と呼ばれる現象です．これについては，すぐに解説します．

よって，結核性髄膜炎とかクリプトコッカス髄膜炎のように，頭の中に感染があり，炎症の強化で頭蓋内圧が上昇してしまうかもしれない患者ではちょっとART開始を遅らせたほうがよい，という意見もあります．EACSのガイドラインによると，結核性髄膜炎の場合は CD4 が 50（あるいは 100）未満のときは ART を 2 週間，それ以外であれば 4 週間遅らせる，とあります．クリプトコッカス髄膜炎のときの ART の遅らせ方は専門家によって意見が異なります．少なくとも 4 週間，専門家によっては 10 週間の延期が推奨されています．肺結核など結核性髄膜炎以外であれば速やかに（少なくとも 2 週間以内に）ART 開始でよいようです．同様に，ニューモシスチス肺炎とかカポジ肉腫のような頭の外にある日和見感染では，ART 開始は躊躇しなくてよいでしょう．

ま，このへんはややトリッキーなところです．そういう意味も込めて，ART 開始は必ず専門家といっしょにやったほうがよいですね．

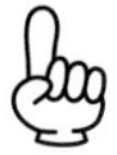

Point

◆ ART 開始は必ず専門家とともに．

実際の治療例

ケース 1　**36 歳男性**

2，3 週間前から発熱と咳．歩くと息が切れる．彼は MSM．来院時，意識状態は正常．呼吸が速く，酸素飽和度（SpO_2）が低下している．血圧は正常．胸部レントゲン写真では両側びまん性にすりガラス様陰影．気管支鏡にてニューモシスチス肺炎（PCP）と診断．ST 合剤とステロイドにて治療が開始された．その後肺炎のほうは良くなった．HIV 検査は陽性．CD4 は 100/mm^3，ウイルス量は 4×10 の 5 乗コピー．ラルテグラビルとツルバダ®（RAL/TDF/FTC）にて治療が開始された．

MSM というのは men having sex with men のことで，男性の同性愛者を指す業界用語です．こんな感じで感染症（日和見感染，ひよりみかんせんと読みます）からエイズと診断．治療を開始したというパターンです．

ケース 2　**33 歳男性**

MSM．HIV 感染が心配になり近所の保健所で検査．陽性となる．病院に行くと，CD4 値は 250/mm^3，ウイルス量は 3×10 の 4 乗コピー．1 日 1 回投与の治療をご希望．ドルテグラビル・ツルバダ®（DTG/TDF/FTC）にて治療が開始された．

保健所でも無料で検査できますから，こういうところで HIV 感染が見つかり，治療が開始されることがあります．

ケース 3　**44 歳男性**

やはり MSM，やはり保健所で HIV 陽性．CD4 値は 757/mm^3，ウイルス量は 2×10 の 3 乗コピー．抗 HIV 薬は 1 日 1 回 1 錠を希望とのことで，ドウベイト（DTG/3TC）を開始．B 型肝炎感染がないことは確認．後日，B 型肝炎ワクチン接種にも同意．

むかしは，このくらい CD4 が高い患者さんは治療を待ったものでしたが，現在ではすぐに治療開始すべきです．

アイリス（IRIS）とは何か？

アイリスというとなんか可愛らしい名前ですが，実は全然カワイクない，ぼくらにとってはイヤラシイ存在です．

正式名称は，immune reconstitution inflammatory syndrome，略して IRIS です．日本語では免疫再構築炎症症候群（免疫再構築症候群とも呼ばれる）というこれまた漢字ばっかの長い名前です．

はい，例によって「困難は分割せよ」．デカルトさん的に分割しましょう．

免疫/再構築/炎症/症候群

免疫が再構築されるというのは，ART によって CD4 の数が増え，免疫が元に戻っていくことを示します．

炎症というのは，熱が出たり，腫れたり，赤くなったり，痛くなったり，そういう現象を指します．肺炎は肺の炎症，腎炎は腎臓の炎症です．実は炎症というと悪いイメージがありますが，あれは一所懸命ぼくらの体が病原体と戦っている証拠なのです．だから，エイズなどで免疫力が低下すると病気と闘う力を失い，炎症を「起こせなく」なります．

免疫が再構築される．つまり ART でエイズを治療し，CD4 が回復すると，これまで起こせなかった炎症が起こせるようになります．そんなわけで，ART を開始してしばらくすると，あちこちに炎症が起きて，一過性に患者さんの容態が「悪く」なることがあります．免疫が再構築したときに起きる炎症です．

で，そのような炎症を総称して（つまり，症候群）IRIS と読んでいるのです．言わば，IRIS は ART がもたらした鬼っ子のような存在なのです．ART のおかげでエイズの予後はとてもよくなったのですが，人生よいことばかりではありませんね．

特に問題になるのは，結核，非定型抗酸菌（MAC），サイトメガロウイルス，クリプトコッカス，ニューモシスチス，単純ヘルペス，B 型肝炎などです．通常の感染とは症状が異なることも多いです．例えば，MAC の場合，エイズ患者さんだと播種性感染が典型的ですが，IRIS だとリンパ節炎で発症することが多いです．クリプトコッカス髄膜炎は，通常のエイズ患者さんではゆっくりと発症し，頭痛もわりと軽めのことが多いですが，IRIS だとはっきりとした急性髄膜炎症状で，首も硬くなることが多いです．

IRIS はベースラインの CD4 が低ければ低いほど，ウイルス量が多ければ多いほど発症しやすいと言われています．そして，CD4 の上がりが早い，ウイルス量の低下が激しい（つまり，ART が効いている）ほど起きやすいです．ま，そうでしょうね．

ART を始めてから IRIS 発症までの中央値は 33 日と言われています．

Grant PM, Komarow L, Andersen J, et al. Risk factor analyses for immune reconstitution inflammatory syndrome in a randomized study of early vs. deferred ART during an opportunistic Infection. PLoS One. 2010; 5: e11416.

が，幅は結構ありまして，ART 開始数日から発症することもあれば，何カ月も経ってから発症することもあります．

IRIS が発症したときの対処法はまちまちです．軽症であれば ART を継続し，抗炎症薬のみで対応します．ステロイドを用いることもあります．炎症は早晩なくなることが多いです．症状が強いときには，それぞれの抗微生物薬を併用します．例えば，サイトメガロウイルスによるIRISにガンシクロビルを使用するなど．もちろん，すでにART開始前に感染症が起きていれば，その治療薬は継続します．例えば抗結核薬など．このへんはケース・バイ・ケースでして，必要に応じて専門家に相談したほうがよいでしょう．

さて，日和見感染が起きているとき，IRISの発症が怖いという理由で，以前はARTの導入を遅らせることがありました．しかし，前述のように，最近の研究ではむしろARTは早めに始めたほうが患者の予後がよいことが示唆されています．その場合，たしかにIRISの発症率は高まるのですが，患者全体の予後には大きく影響しないようです．

一部の例外を除けば，ARTは早ければ早いほどよいのです．たとえ，IRISの懸念があったとしても．例外は結核性髄膜炎やクリプトコッカス髄膜炎などの中枢神経系の疾患です．これについては前述しました．

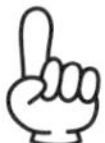

Point

- IRISはART開始後に起きる炎症である．
- 治療はまちまち．対応もまちまち．
- ニューモシスチス肺炎など日和見感染があっても，ARTは早めにスタートしたほうがよい．
- IRISのために治療を遅らせる場合はCD4が高いときの結核や頭蓋内感染など限定的．専門家に相談！

ARTとお金の話

さて，ARTを開始する「医学的基準」はこんな感じなのですが，話はそう簡単ではありません．お金の問題があるのです．

実は，ARTにはかなりお金がかかるのです．典型的なARTにかかるお値段をここで紹介しておきましょう．

典型的な処方の 1 日分のお値段（2023 年 8 月確認分）
https://www.kegg.jp/medicus-bin/similar_product?kegg_drug=DG03107

アイセントレス®（1 日 1 回，600 mg 錠を用いた場合）・ツルバダ®（RAL/TDF/FTC）	1,533.3×2 円＋2,509 円＝5,575.6 円
テビケイ・ツルバダ®（DTG/TDF/FTC）	3,214.1 円＋2,509 円＝5,723.1 円
ビクタルビ®（BIC/TAF/FTC）	7,094.1 円
トリーメク（DTG/ABC/3TC）	6,865.6 円

どうです．びっくりするぐらい高いでしょう．これに受診料やら検査料やらかかりますし，日和見感染などを起こして入院加療すればさらにコストがかかります．

HIV 診療は高いのです．

よく，HIV 感染者 1 人あたりの生涯の医療費は 1 億円くらいなのではないか，といわれます．お薬代がだんだん高くなっているのと患者の長寿により，もしかしたらもっとお金がかかるかもしれません．とにかく HIV にはカネがかかります．

前述のように，現在の日本では HIV 新規感染者が毎年 1,000 人以上見つかっています．近年は若干減少傾向ですが．ほとんどの患者は死亡せず，ART で長生きします．

要するに，これは毎年医療費が 1,000 億円以上純増していることを意味しているのです（！）．

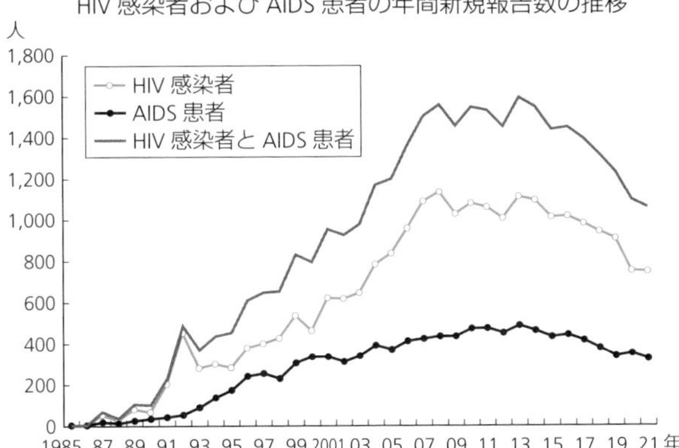

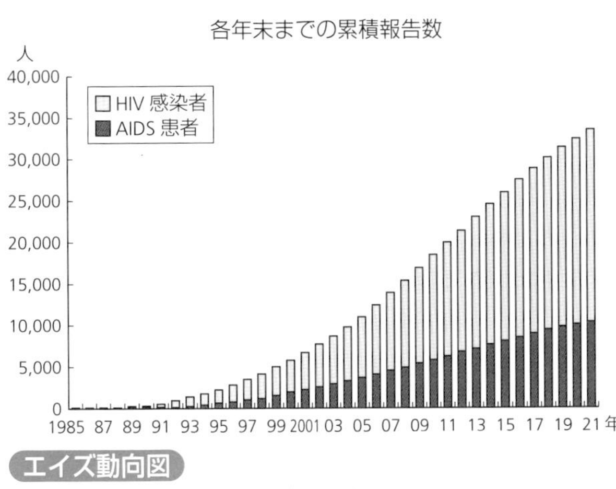

エイズ動向図

令和3年（2021）年エイズ発生動向より

もちろん，日本には優れた医療保険制度がありますから，これらの費用を全額患者が負担する必要はありません．多くの患者では，これらの3割を負担すればよいということになります．

でも，たとえ3割の負担であっても結構高額になってしまいます．東京の国立国際医療研究センターでエイズを診療しているエイズ治療・研究開発センター（ACC）によると，健康保険で3割負担の場合でも，初診時の患者の出費は1万5,000円から3万円程度です．まあ，患者さんの経済状態に応じて，初診の検査は少なく抑えることも可能ではありますが．

ACC 外来受診のご案内（予約の取り方・受診の流れ）| 一般の皆様へ | 国立研究開発法人　国立国際医療研究センター エイズ治療・研究開発センター．
https://www.acc.ncgm.go.jp/general/outpatient.html
（Accessed 31 August 2023）

ART を開始すると，その後の毎月の出費は健康保険を活用しても自己負担額が 5 万〜8 万円といわれています．結構なお値段ですね．

さて，日本ではエイズ患者さんは健康保健制度に上乗せして，「重度心身障害者医療費助成制度」と「障害者自立支援医療制度」という助成制度があります．これにより，身体障害者手帳（免疫機能障害）を取得すると，患者さんの所得に応じてかなりの医療費の助成があるのです．ぼくの患者さんも，この身体障害者手帳（略して身障手帳）のおかげで治療費の出費がほとんどなくて済んでいる人もいます．ありがたいことです．また，身障手帳が交付されると，一定の要件を満たせば年金（障害年金）もおりるようになります．

ただし，この制度には 2 つ問題点があります．

1 つは，身障手帳の発行には，少なくとも 4 週間の患者さんの経過観察が必要なことです．この 4 週間の間にかかった医療費は，「重度心身障害者医療費助成制度」と「障害者自立支援医療制度」は負担してくれません．本当は，HIV 感染が判明した時点で知りたいことはたくさんあり，初診時にたくさん検査をするのが望ましいのですが，あまり検査をするとお金がかかって患者さんに迷惑をかけてしまうので，泣く泣く検査の量を減らしてしまうことがあります．4 週間待って，身障手帳の発行を待ってから検査するのです．

たぶん，ぼくの想像だとこの一見ヘンテコな制度は，交通事故などによる外傷が原因の身障手帳をベースにしたからではないかと思います．なるほど，交通事故の直後であれば，全然動けない体も，4 週間待つと結構動けるようになります．このような障害の「固定」を待ってから手帳を発行するというのは，外傷という特定の領域においては理にかなっているかもしれません．

しかし，HIV 感染という非可逆的な事象を受けた患者さんについては，こういう考え方は当てはまりません．CD4 が 50 の進行したエイズ患者さんの病態が，何も治療をしないで 4 週間後に劇的に改善するというのは現実的ではないからです．それに，HIV 感染があった患者さんが HIV 感染のない患者さんになることは，まずありえません．

もうひとつ，この制度の問題点は，「免疫状態が悪くならないと助成が得られない」という皮肉なシステムにあります．身体障害者認定は，患者の免疫抑制状態などによって規定されます．具体的には，CD4がぐっと下がり，かなり病態が進行すると身体障害者1級とか2級といった，手厚い支援を得られる階級が獲得できます．しかし，CD4が高くて元気な患者さんは，3級とか4級という支援の小さな階級しか得られません．

これは，本質的なジレンマです．すでに，HIV感染者は全員いつでもすぐに治療の時代なのです．CD4が高い段階ですぐに治療したほうが患者の予後が良いからです．が，「重度心身障害者医療費助成制度」はCD4がすごく下がらないと十分な助成が得られません．病態が悪くなるまで待たないと，助成がされないのです．患者さんの中には，「もっと悪くなるまで待って階級のよい身障手帳がとりたい」と本末転倒なことをおっしゃる方もいます．そうなる前に治療したほうが患者さんの予後はよいし，医療費も少なくて済むのだから，国にとっても悪い話ではないだろうに．

エイズの治療戦略は日進月歩．どんどん進化していきます．が，「重度心身障害者医療費助成制度」はそれについていっていません．医学の進歩にフィットするかたちで，CD4があまり低くならないうちにきちんとした医療を受けられる，そういった制度に改正する必要があると，ぼくは思っています．また，4週間待たないと身障手帳が与えられないというのも現実的ではありません．患者はHIV感染の診断がついたら速やかに身障手帳が交付されるべきなのです．最近では，気の利いた自治体では最初の4週前までさかのぼって手帳を有効にしてくれるところもありますが，HIV感染に慣れていない自治体だと「お役所仕事」になってしまい，こんな気配りはしてくれません．

というか，そもそも地方の人口の少ない自治体とかだと，役所の職員が自分の友人だったりして，HIV感染の身体障害者制度の活用はプライバシーの著しい侵害にもなりかねません．田舎でHIV感染だとバレて噂が広がってしまえば……数年前にも田舎で新型コロナの感染が初めて確認されたときなどは，ネットを通じて実名から職場や学校，住所から全部さらされるという残酷なことが行われていました．そういう時代なのです．

上記の助成のために，現在はどのような治療薬を使っても患者の自己負担額は変わりません．これは，いいといえば，いいのですが，問題といえば問題です．新薬は値段が高いことが多く，どんどん新薬に流れる「新薬主義」に走る傾向を助長するからです．

患者の自己負担がまったくないというのも問題なのです．診療継続が無理なくらいの高額出費はさせないにしても，多少の出費をシェアすることで，患者にもコスト感覚を持っていただく必要があるとぼくは思っています．

後述しますが，ツルバダ® とデシコビ® はほぼ薬効は同じで，少なくとも海外のガイドラインでは同列に強く推奨されています．日本の「手引き」だけがデシコビ® をややえこひいきしていますが．それぞれ，副作用とか薬の相互作用，錠剤の大きさなどに長所，欠点はありますが，まあ，ほぼ互角の薬といってもいい

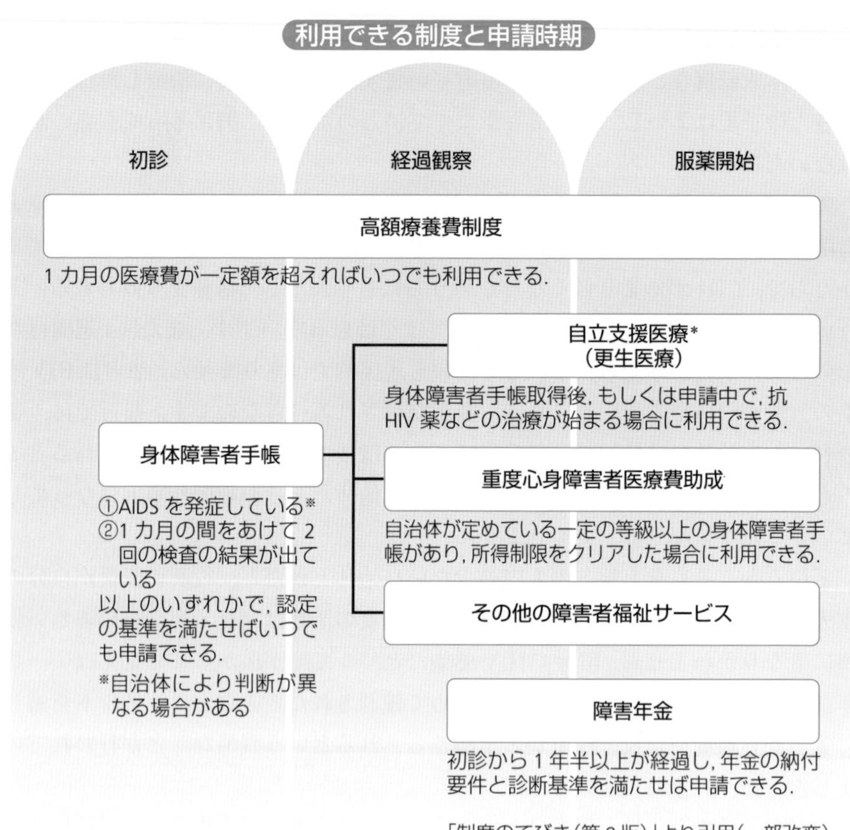

*2021 年 12 月より自立支援医療が複数の指定自立支援医療機関で利用可能となっている

（日本エイズ学会 HIV 感染症治療委員会．HIV 感染症「治療の手引き」第 26 版．2022 年 11 月．p.38. http://www.hivjp.org/guidebook/hiv_26.pdf）

でしょう．

で，ツルバダ® は1錠2,509円，よく用いるデシコビ® HTは1錠3,991.5円です．効果が同じであれば，より値段が安いものがほしい．そう考えるのが一般的な顧客の考え方だと思いますが，コスト意識を持ちにくい日本の患者さんは「どっちでもいいや」になってしまうのです．主治医も「どっちでもいいや」となっていますけれど．

こういう知識は主治医も持っておくべきなんです．HIV/エイズについては，患者も主治医含めた医療サイドも，助成制度のおかげで（せいで）コスト感覚が麻痺しているとぼくは思います．助成制度はもちろん，あったほうがいいのですが，あればいいというものではない．

参考: JaNP＋. HIV陽性者の医療費を支える仕組み.
https://www.janpplus.jp/topic/442（Accessed 31 August 2023）

ちなみにですが，ぼくは以前HIV感染を身体障害者の制度から難病指定に切り替えるよう提言しています．ここにも転載しますね．ART開始のタイミングなど，当時とは内容が変わっている点もありますが，ここでは当時のままの文章をそのまま載せます．

https://georgebest1969.typepad.jp/blog/2012/11/hiv感染を難病指定に提言．html

HIV感染を難病指定に（提言）（2012年11月11日）

厚生労働省によると，これまで56しかなかった難病指定疾患を300以上に増やす予定だという．この難病にHIV感染症および後天性免疫不全症候群（エイズ）（以下，HIV感染症とまとめる）を含めるべきだ，というのが本論の主旨である．以下にその理由を示す．

難病対策委員会によると，難病の選定基準は

1. 患者数が人口の0.1%程度以下
2. 病気が未解明
3. 治療法がないか，治療法があっても症状が良くなったり悪くなったりする
4. 生活への支障が生涯にわたる
5. 診断基準か客観的な指標がある

の全てを満たす場合に対象となるという(朝日新聞 2012 年 10 月 31 日朝刊より).

HIV 感染症は現在 482 あるという難病研究事業の対象にはなっていないが，患者は現在わかっているだけで数万人規模であり[1]，条件 1 は満たす.

条件 2 と 3 についてはどうだろうか．エイズはヒト免疫不全ウイルス（HIV）が原因の細胞性免疫不全である．病気のメカニズムはある程度わかっており，抗ウイルス療法も存在する．しかし，この疾患はいまだ治癒に至る方法は解明されていない．「解明」がどの程度を意味するものなのかはわからないが，難病指定されている筋萎縮性側索硬化症（ALS）などもスーパーオキシド・ジスムターゼ（SOD1）の遺伝子異常など，病態生理はある程度「解明」されているので，HIV 感染症を除外する根拠には乏しいと考える[2].

抗ウイルス療法を用いて患者の予後は劇的に改善したが，症状が悪くなる場合も少なくない．治療は生涯にわたり，生活への支障は続く（条件 4）．診断基準は明確だ（HIV の各種検査を行う，条件 5）．難病指定してはいけない，という根拠は乏しい.

現在，HIV 感染患者には診療費の公費助成がある．その主たるものは免疫不全の程度に応じて得られる身体障害者認定と自立支援医療である[3,4]．もともと，薬害エイズ事件など「薬害」の要素が大きかったこの感染症患者の救済の手段として身体障害者制度は活用された[5]．しかし，現実には多くの患者には「身体障害」は存在せず，そういう患者では日常生活を送ったり仕事をすることも可能であるから，この制度をアプライするには若干の無理がある．また，「症状の固定」まで 4 週間の経過を見なければ障害者認定は受けられないため，その分，治療が遅れたり余分な（そして高額な）治療費がかかる.

近年の HIV 感染治療は激変している．以前は免疫抑制がかなり進んでから抗ウイルス療法を開始していたが，治療薬の進歩と臨床試験データの蓄積から，治療はどんどん前倒しするようになった．日和見感染症があっても早期(2 週間以内．ただし結核などを除く）に治療を始めたほうが予後が良いケースも多いことがわかっている．障害者認定にかかる「4 週間の遅れ」は無視できない遅れなのである．今年発表された診療ガイドライン（International Antiviral Society–USA, IAS-USA）では，すべての HIV 感染者に抗ウイルス療法を提供するよう推奨されている[6]．しかし，免疫不全が進んでいない患者では低い等級の身体障害者認定しか得られないため，十分な診療支援はかなわない.

感染早期に治療を始めれば，体内にあるウイルスの量を減らし，さらなる感染者発生防止にも役に立つ．日本は先進国でも新規発生患者が増加している稀有な国の一つである．HIV 感染の診療費は生涯 1 億円程度かかると言われる[7)]．患者の早期発見，早期治療，そして予防は医療費の有効活用という観点からも重要である(免疫不全の程度にかかわらず)．すべての HIV 感染者を速やかに難病指定し，適切な治療を提供できるようにする必要がある．患者救済という目的のもと，HIV 患者の身体障害者認定は一定の成果を上げてきた．しかし，その成果は「歴史的成果」と称すべきで，現状維持を正当化する根拠にしてはならない．厚生労働省は現状を鑑み，HIV 感染者を難病指定に切り替えるべきである．

1) 日本の HIV 感染者・AIDS 患者の状況(平成 23 年 12 月 26 日〜平成 24 年 3 月 25 日) IASR Vol. 33 P.171-3. http://www.nih.go.jp/niid/ja/aids-m/aids-iasrd/2274-kj3888.html
2) 筋萎縮性側索硬化症（公費対象） 難病情報センター. http://www.nanbyou.or.jp/entry/214
3) HIV 感染者の身体障害者認定について 厚生労働省. http://www.mhlw.go.jp/www1/houdou/0912/h1216-1.html
4) 自立支援医療（更生医療）の概要 厚生労働省. http://www.mhlw.go.jp/bunya/shougaihoken/jiritsu/kousei.html
5) HIV 感染者が免疫機能障害として，身体障害者認定を受けるまでの経緯をご存知ですか？ はばたき福祉事業団. http://old.habatakifukushi.jp/hiv_medical_welfare/medical_treatment_welfare_system/hiv_55.html
6) Lawn SD. Antiretroviral Treatment of Adult HIV Infection. IAS-USA. https://www.iasusa.org/content/antiretroviral-treatment-adult-hiv-infection-0
7) 世界は減少，日本は増加…1 人に約 1 億円医療費必要な HIV 感染症を知る. 日経トレンディネット. 2011 年 2 月 28 日. http://trendy.nikkeibp.co.jp/article/column/20110224/1034622/

ときに，医師の「働き方改革」とかいわれていますが，日本の HIV/エイズ診療はこれに真っ向から反対の仕組みになっています．これには，マジでムカついています．

例えば，エイズ患者さんの自立支援医療の書類が無駄です．なぜかこの書類は自治体によって書式が異なるのですが，前任地の千葉県では，毎年この書類を更新する必要がありました．そして，更新のたびに「この患者が HIV 感染という診断に至った経緯」を書かせていました．そして，ワードのコピー・アンド・ペーストは認められず，なんと「手書き」でこれをやれと要求していたのです．毎年．

毎年同じ患者の「診断に至るまでの経緯」を手書きする作業はまったくの時間の無駄であり，意味はありません．率直に言って，受け取る行政サイドもちゃんと読んでいないと思います（何が書いてあっても，もたらされる結果は同じだからです）．平成24年に「ニューモシスチス肺炎で診断した」と書いて，平成25年に「カポジ肉腫で診断した」と書いても，おそらく誰も気づかないでしょう．こういう露骨に無駄な書類仕事に時間をかけるのは主観的には極めて苦痛です．

「HIV患者が診断に至るまでの経緯を毎年書かせるのは非合理的だ．こんな無意味な書類を作らせるべきではない．診断に至る前の経緯なんて，最初に1回訊けば十分だろう．そもそも，診断に至るまでの経緯なんて本当に必要なのか．どんな経緯であってもHIV感染症である限り，提供される行政サービスは同じのはずだ．あなたたちは我々に無駄な仕事をさせている」とぼくは猛抗議しました．その結果，この無意味な書式は撤廃され，「診断に至る経緯」も毎年書く愚行はやらなくてもよくなりました．手書きじゃなくても，ワードファイルで印刷しても

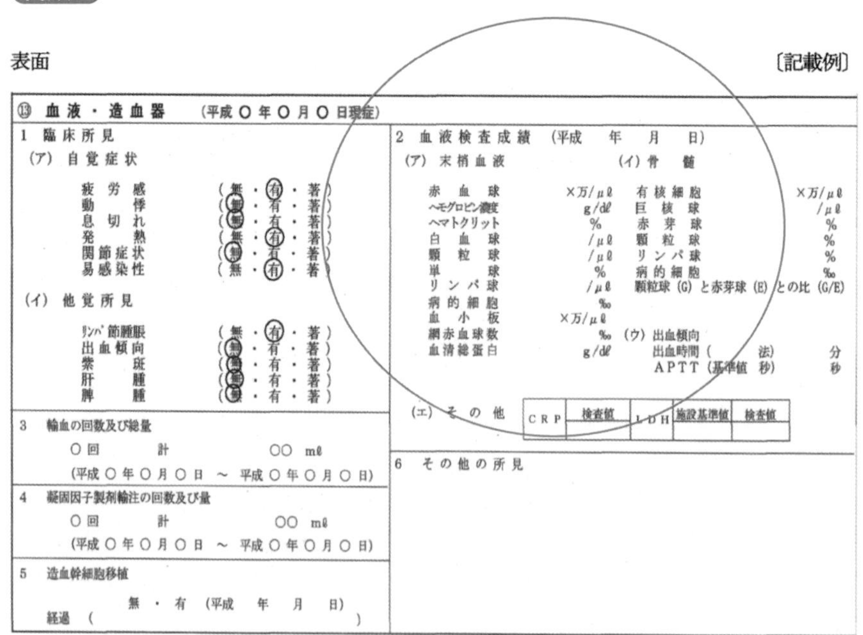

書類1

表面　〔記載例〕

⑬ 血液・造血器　（平成○年○月○日現症）

1 臨床所見

（ア）自覚症状

疲労感　（無・㊒・著）
動悸　（㊀無・有・著）
息切れ　（㊀無・有・著）
発熱　（無・㊒・著）
関節症状　（㊀無・有・著）
易感染性　（無・㊒・著）

（イ）他覚所見

ﾘﾝﾊﾟ節腫脹　（無・㊒・著）
出血傾向　（㊀無・有・著）
紫斑　（㊀無・有・著）
肝腫　（㊀無・有・著）
脾腫　（㊀無・有・著）

2 血液検査成績（平成　年　月　日）

（ア）末梢血液

赤血球	×万/μℓ
ヘモグロビン濃度	g/dℓ
ヘマトクリット	%
白血球	/μℓ
顆粒球	/μℓ
単球	%
リンパ球	/μℓ
病的細胞	‰
血小板	×万/μℓ
網赤血球数	‰
血清総蛋白	g/dℓ

（イ）骨髄

有核細胞	×万/μℓ
巨核球	/μℓ
赤芽球	%
顆粒球	%
リンパ球	%
病的細胞	‰
顆粒球（G）と赤芽球（E）との比（G/E）	

（ウ）出血傾向

出血時間（　法）　分
APTT（基準値　秒）　秒

（エ）その他

CRP	検査値	LDH	施設基準値	検査値

3 輸血の回数及び総量

○回　計　○○ mℓ
（平成○年○月○日～平成○年○月○日）

4 凝固因子製剤輸注の回数及び量

○回　計　○○ mℓ
（平成○年○月○日～平成○年○月○日）

5 造血幹細胞移植

無・有（平成　年　月　日）
経過（　）

6 その他の所見

書類2

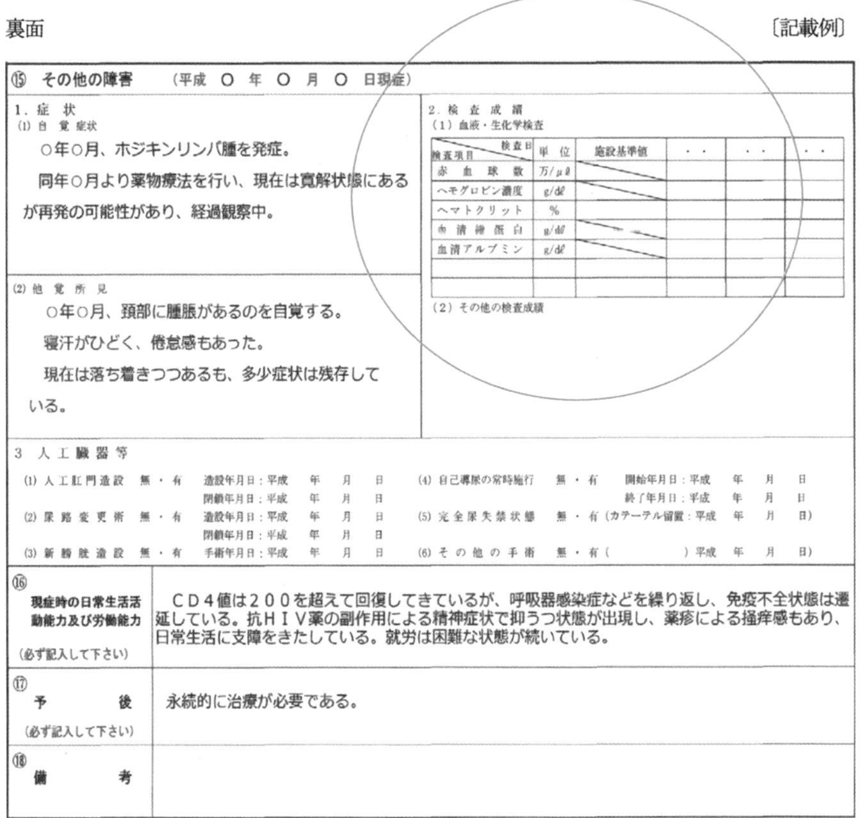

裏面 〔記載例〕

⑮ その他の障害 （平成 ○ 年 ○ 月 ○ 日現症）

1．症 状
(1) 自 覚 症状
○年○月、ホジキンリンパ腫を発症。
同年○月より薬物療法を行い、現在は寛解状態にあるが再発の可能性があり、経過観察中。

(2) 他 覚 所 見
○年○月、頚部に腫脹があるのを自覚する。
寝汗がひどく、倦怠感もあった。
現在は落ち着きつつあるも、多少症状は残存している。

2．検 査 成 績
（1）血液・生化学検査

検査項目＼検査日	単 位	施設基準値	・ ・	・ ・	・ ・
赤 血 球 数	万/μℓ				
ヘモグロビン濃度	g/dℓ				
ヘマトクリット	%				
血 清 総 蛋 白	g/dℓ				
血清アルブミン	g/dℓ				

（2）その他の検査成績

3 人 工 臓 器 等
(1) 人工肛門造設 無・有 造設年月日：平成 年 月 日
閉鎖年月日：平成 年 月 日
(2) 尿路変更術 無・有 造設年月日：平成 年 月 日
閉鎖年月日：平成 年 月 日
(3) 新膀胱造設 無・有 手術年月日：平成 年 月 日
(4) 自己導尿の常時施行 無・有 開始年月日：平成 年 月 日
終了年月日：平成 年 月 日
(5) 完全尿失禁状態 無・有（カテーテル留置：平成 年 月 日）
(6) その他の手術 無・有（ ）平成 年 月 日）

⑯ 現症時の日常生活活動能力及び労働能力（必ず記入して下さい）	ＣＤ４値は２００を超えて回復してきているが、呼吸器感染症などを繰り返し、免疫不全状態は遷延している。抗ＨＩＶ薬の副作用による精神症状で抑うつ状態が出現し、薬疹による掻痒感もあり、日常生活に支障をきたしている。就労は困難な状態が続いている。
⑰ 予 後（必ず記入して下さい）	永続的に治療が必要である。
⑱ 備 考	

認められるようになりました．どうせ毎年書くことは同じなのだから，ファイルにまとめとくほうがよいに決まっています．

そもそも，HIV感染者は一度受診したら，ずっと治療を継続しなければなりません．「毎年書類を更新」することの必然性すらないのです．ですから，現在は兵庫県と折衝して，「自立支援医療の書類を毎年更新することを止めましょう」と提案しています．自立支援医療の更新手続きと書類作業そのものがまるまるムダなタスクなのです．こういう意味のない仕事は，止めてしまうのが一番です．

多くのHIV感染者は身体障害者手帳を取得し，その後，付随して障害者年金の申請をします．

書類３

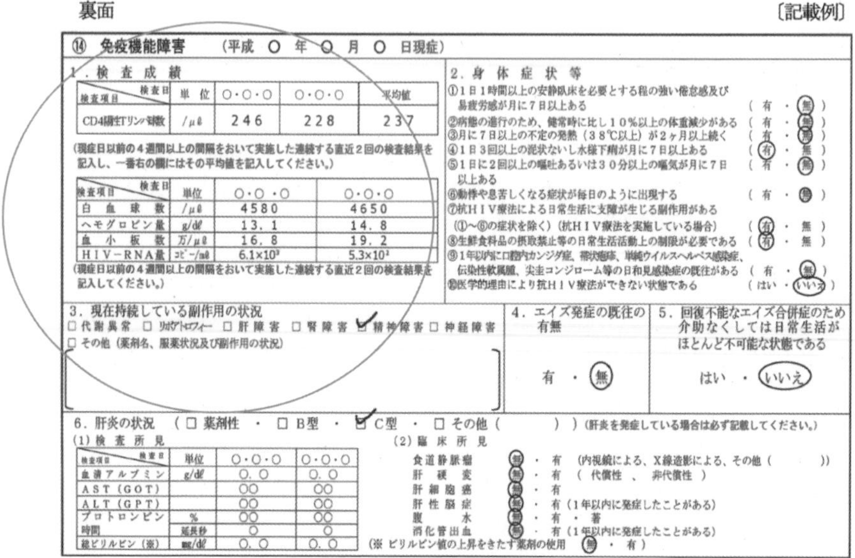

裏面　〔記載例〕

⑭ 免疫機能障害　（平成 ○ 年 ○ 月 ○ 日現症）

1．検査成績

検査項目＼検査日	単位	○・○・○	○・○・○	平均値
CD4陽性Tリンパ球数	/μl	246	228	237

（現症日以前の４週間以上の間隔をおいて実施した連続する直近２回の検査結果を記入し、一番右の欄にはその平均値を記入してください。）

検査項目＼検査日	単位	○・○・○	○・○・○
白血球数	/μl	4580	4650
ヘモグロビン量	g/dl	13．1	14．8
血小板数	万/μl	16．8	19．2
HIV−RNA量	コピー/ml	6.1×10^3	5.3×10^2

（現症日以前の４週間以上の間隔をおいて実施した連続する直近２回の検査結果を記入してください。）

2．身体症状等

①１日１時間以上の安静臥床を必要とする程の強い倦怠感及び易疲労感が月に７日以上ある　（有・㊀無）
②病態の進行のため、健常時に比し１０％以上の体重減少がある　（有・㊀無）
③月に７日以上の不定の発熱（３８℃以上）が２ヶ月以上続く　（有・㊀無）
④１日３回以上の泥状ないし水様下痢が月に７日以上ある　（㊀有・無）
⑤１日に２回以上の嘔吐あるいは３０分以上の嘔気が月に７日以上ある　（有・㊀無）
⑥動悸や息苦しくなる症状が毎日のように出現する　（有・㊀無）
⑦抗ＨＩＶ療法による日常生活に支障が生じる副作用がある（①～⑥の症状を除く）（抗ＨＩＶ療法を実施している場合）　（㊀有・無）
⑧生鮮食料品の摂取禁止等の日常生活活動上の制限が必要である　（㊀有・無）
⑨１年以内に口腔内カンジダ症、帯状疱疹、単純ヘルペスウイルス感染症、伝染性軟属腫、尖圭コンジローム等の日和見感染症の既往がある　（有・㊀無）
⑩医学的理由により抗ＨＩＶ療法ができない状態である　（はい・㊀いいえ）

（㊀は記入例で丸で囲まれた選択肢）

3．現在持続している副作用の状況
□代謝異常　□リポダトロフィー　□肝障害　□腎障害　☑精神障害　□神経障害
□その他（薬剤名、服薬状況及び副作用の状況）
〔　　　　〕

4．エイズ発症の既往の有無
有・㊀無

5．回復不能なエイズ合併症のため介助なくしては日常生活がほとんど不可能な状態である
はい・㊀いいえ

6．肝炎の状況　（□薬剤性・□B型・☑C型・□その他（　　））（肝炎を発症している場合は必ず記載してください。）

(1) 検査所見

検査項目＼検査日	単位	○・○・○	○・○・○
血清アルブミン	g/dl	○．○	○．○
AST（GOT）		○○	○○
ALT（GPT）		○○	○○
プロトロンビン	%	○○	○○
時間	延長秒	○	○
総ビリルビン（※）	mg/dl	○．○	○．○

(2) 臨床所見
食道静脈瘤　㊀無・有（内視鏡による、X線造影による、その他（　　））
肝硬変　㊀無・有（代償性、非代償性）
肝細胞癌　㊀無・有
肝性脳症　㊀無・有（1年以内に発症したことがある）
腹水　㊀無・有・著
消化管出血　㊀無・有（1年以内に発症したことがある）
（※ビリルビン値の上昇をきたす薬剤の使用　㊀無・有）

これは，厚生労働省による書式記載の「指導」ですが，ひどいものです．免疫不全を根拠に身体障害者手帳を取得しているのです．身長，体重，視力なんて必要のないデータです．なんで握力なんて測定しなきゃいけないの？

その書式はさらに噴飯ものでして，例えば血算のデータを書く欄が３カ所あります．まじで．青丸で示しときますね．

頭おかしいんじゃないの？　ていうか，そもそもHIV感染者の「免疫不全」と血算の値は，直接は関係ありません．だから，ヘモグロビン値や血小板数なんて本当は不要な情報なのです．意味のない情報を要求し，あまつさえこれを（同じ紙に）３回書けなんて，ありえない話です．ていうか，これと同じ情報は身体障害者申請の書類でも書いているわけで，身障手帳の申請と障害者年金の申請を連動させてしまえばそれぞれ別の書類を書く必要もないわけです．これ，関連会議で厚労省の担当者に「ムダな書式だから直してください」と要望したことがありますが，「本庁に持ち帰って検討します」と検討する気はみじんもありませんよ，という冷たい表情で言われました．もちろん，書式は直りませんでした．

業務上の「ムダ」は根気強く撤廃を促していくことが大切です．それは大変な努力を要します．多くの人は現状維持が大好きなので，このような「変革」を嫌

JCOPY 498-11722

がります．しかし，1回，このようなムダを排除しておけば，あなただけでなく多くの人の仕事が少し楽になります．未来永劫．それは大きな前進であり，組織や国全体の生産性を上げていきます．

楽をするためには苦労せよ，とぼくはよくいいますが，「そういうこと」なんです．

Dual therapyの可能性

3剤が基本のARTですが，最近注目されているのが2剤併用のデュアル治療（dual therapy）です．前回のver. 2では「可能性」であったデュアル治療．現在ではすでに実装されており，ぼくも自分の患者さんに使っています．

2剤治療は黎明期の抗HIV薬で試されました．試したのは2つのNRTI．が，これは全然うまくいきませんで，短期的にはウイルスを抑えるものの，時間とともにエイズは進行して患者は死んでいったのでした．

しかし，近年はキードラッグとNRTIとか，キードラッグ2つというレジメンの研究が進んでいます．そして，その成績は決して悪くない．

とくに2剤の利点としては，

・3剤より副作用や相互作用のリスクが減る（かも）
・薬剤コストが下がる

というものがあります．

現在，Clinicalinfoのガイドラインで推奨されているデュアル治療は

ドルテグラビル，ラミブジン（DTG/3TC）　ドウベイト

でした．ちなみにドウベイトは1日1回1錠の治療でお値段は4,792円．他のレジメンに比べるとぐっと安いですね．

他にもランダム化比較試験やメタ分析などで効果が示唆され，Clinialinfo やEACSが弱い推奨をしている2剤併用療法には，

ドルテグラビル，リルピビリン（DTG/RPV）
ドルテグラビル，エムトリシタビン（DTG/FTC）
ダルナビル/リトナビル，ラミブジン（DRV/r/3TC）
ダルナビル/リトナビル，ラルテグラビル（DRV/r/RAL）

などがあります．DTG/RPV は合剤がでています(ジャルカ)．ぼくは使ったことないですが，誰か使ってる人いるんジャルカ（言いたかっただけ)．

ドウベイトはトリーメク，(DTG/3TC/ABC) を服用しており，臨床的に安定，かつB型肝炎感染がない患者さんで積極的にスイッチしています．2022年の日本エイズ学会で発表しましたが，もう少し長期的なフォローアップをしたら論文化しようと思っています．お値段は安いし，アバカビル（ABC）の副作用リスクが下がることが期待できるからです．

これからも新しい組み合わせが臨床試験で検証されていくことでしょう．注目です．

van Welzen BJ, Oomen PGA, Hoepelman AIM. Dual antiretroviral therapy—all quiet beneath the surface? Front Immunol. 2021; 12: 637910.

ジェネリックという選択肢

海外ではジェネリックの抗HIV薬は以前からあったのですが，日本でもようやくジェネリックが発売されるようになりました．それが

ラバミコム®

です．アバカビルとラミブジンの合剤です（ABC/3TC)．従来はエプジコムというブランド品があったのですが(ヴィーブヘルスケア)，共和薬品工業が後発品を出しました．お値段は，

884.7円（ラバミコム） vs　2,197.1円（エプジコム）

ということでかなりお安いです．

ぼくはエプジコムを使っている患者さんで，わりと積極的にラバミコム® への変更を提案しています．その後もウイルスはよく抑えていますし，とくに有害事象も発生していません．これも2022年の日本エイズ学会で発表しましたが，もう少し長期的なフォローアップをしたら論文化しようと思っています．

まあ，ジェネリックも精度管理などの問題が指摘され，一部の企業は業務停止命令を受けたりしていますから，まるで問題がないわけではありません．しかし，パテントが切れた医薬品を効率的に活用する上でジェネリックという戦略は欠かせません．薬効や安全性を確認しながら，HIV/エイズの領域でもジェネリックと

いう選択肢がもっと増えるとよいな，と思っています．

毎日放送．使用率は約8割『ジェネリック医薬品』が足りない！ 背景に「メーカーの不祥事」「業界特有の生産事情」薬局と患者の悲鳴｜特集．https://www.mbs.jp/news/feature/kodawari/article/2022/02/087554.shtml（Accessed 31 August 2023）

実際のARTの始め方

さて，ではどうやってARTを始めましょうか．

まず，HIV感染の診断がされていること．これが重要です．当たり前ですね．

さらに，ART開始の基準を満たしていることが条件になります．科学的には診断，即，治療なのですが，前述のように高額なHIV診療開始のためにはいろいろな手続きをしなければなりません．ARTを始める前に身障手帳など，助成制度の準備をソーシャル・ワーカーさんなどと協力して済ませておくのが理想的です（いつも理想的に，とはいきませんが）．

ARTを開始する前に薬剤耐性検査を行うことが推奨されています．日本でも未治療の患者さんで8%程度に耐性変異が見られるといわれているからです（耐性検査については後述）．薬剤耐性検査（ジェノタイプ）は保険適用もありますが，結構高額です．保険点数にして6,000点，6万円の検査です．3割負担でも18,000円もの自己負担となります．前述のように，HIV診断時点では身体障害者認定は難しいので，薬剤耐性検査はART開始直前となり，またART開始が少し遅れる理由にもなります．えーん．

ARTは長く飲む薬ですから，患者さんによくよく薬について理解してもらってから飲んだほうがよいと思います．意識のない患者さんに説明なしにARTを始めてしまい，あとで目が覚めてから「ええ？ この薬，気にいらへん，別のがいいわ」と言われても困ります．耐性の問題もありますから，ぼくはARTの組み合わせはみだりに変えないほうがよいと思っています．最初に始めたARTの組み合わせは，できるだけ長く継続してほしい．

というわけで，ぼくは入院患者で意識がない患者，重症で気管内挿管をされていて，鎮静薬が入っていて……みたいな患者さんの場合はできるだけ意識が戻り，お話ができるようになるまでARTは始めないことが多いです．重症患者さんだと腸管の浮腫があったりして，薬の吸収も期待できないことがありますし．

ただ，中にはそうも言っていられない患者さんもいますから，これはケース・バイ・ケースです．

血算，電解質，肝機能，腎機能，脂質，尿酸値，血糖，尿検査は通常しておきます．後述する ART の副作用をモニターするためです．また，腎機能が悪いとツルバダ® が使えない，など治療の選択肢にも影響します．ツルバダ® に入っているテノホビルに腎毒性のリスクがあるためです．

ガイドラインには A，B，C 型肝炎の血清学的検査をしておくように，と書かれています．お金的に問題がなければそうします．少なくとも B 型肝炎については治療方法に影響しますからチェックしておきます．HBs 抗原，HBc 抗体，HBs 抗体の 3 つを測るのが基本です（HBc 抗体も測っておかないと見逃すことがあります）．HBV の遺伝子検査（PCR など）はこれらの検査が陽性の患者さんに行います．

これもお金に余裕があれば，梅毒血清反応（RPR のような非特異的検査，TPHA のような特異的検査），尿のクラミジア，淋菌など，性感染症の検査などをします．日本の HIV 感染はほとんどが性感染だからです．

また，これも可能なら麻疹，風疹，水痘，ムンプス（おたふくかぜ）の抗体検査も行い，陰性なら CD4 が高ければ予防接種を考慮します．

女性であれば妊娠検査を考慮します（女性をみたら妊娠と思え！）．

CD4 が低い場合，ST 合剤やアジスロマイシンといった予防薬を開始します（後述）．

個々の抗 HIV 薬に関する検査（HLA-B*5701，CCR5 トロピズム）については，各論で後述しますね．

何を目標にするか？

ART の目標はなにか．直接的には，

1. ウイルス量を下げる．

で，その結果，

2. CD4 値が上がる．

なのですが，その先には，

3. 日和見感染などエイズ合併症を減らす．

があり，さらには，

4. 患者を元気にし，天寿を全うしてもらう．

があります．そして，最近は，

5. 他者への感染も防御し，新規感染者数を減らす（なくす）．

も重要です．

CD4はどこまで上がればよいのか，という明確な基準はないのですが，まあ350くらいまで上がるといいなあ，という感じでいつもがんばっています．中には700とか1,000以上まで上がる患者さんもいます．まあCD4については高ければ高いほどよいようです．50のときよりは100のほうが，100よりは200のほうが安心です．300だともっと安心です．そんな感じで気長に見守っていきます．ちなみにCD4値はリンパ球のパーセンテージで示されることがあります．その場合は，面倒ですが

白血球数×リンパ球分画（%）×CD4（%）

で計算します．特に，他の疾患で白血球数そのものが下がっている患者さんではパーセンテージを活用します．例えば，血液疾患の患者さんとか，がん患者の化学療法後とか（これ，最近，とても多い！）．

特に「これでよい」という天井を知らないCD4値ですが，「ウイルス量を下げる」については明確な目標基準があります．それは「検出感度未満」になることです．検査では見つからない（ただし，体内からHIVが消失したわけではない）レベルの維持を目指します．

検査の間隔は，ウイルス量が検出感度未満になるまでは2～4週間おきに，安定してくれば3カ月おきに測定します．ガイドライン的には半年1回でもいいでしょう．理想的には拠点病院で年1回検査して，あとはプライマリ・ケアでモニターしてもよいと思います．この話はすでにしました．

副作用の問題

ARTで，他の全ての医薬品同様，副作用が起きることがあります．軽微な副作用もあれば，深刻な副作用もあります．ごくごく稀ではありますが，命にかかわる副作用もあります（後述）．

HIV/エイズ患者さんは近年長生きできるようになってきましたが，長生きできるようになったがゆえの悩みもでてきました．かつてはでてこなかった，「慢性期の」病気が患者さんに出現するようになったのです．例えば，脂質異常，つまりコレステロールが高くなるなど．これは単に患者さんが長生きするようになったからという要素もあるでしょうし，ARTの副作用によるところもあるようです．

「エイズ指標疾患ではない」がんもみられるようになってきました．これも患者さんが長生きをした故なのか，エイズという病気の影響なのか，はたまたARTの影響なのか，いろいろ議論されているところです．

ARTの代謝に対する影響は少しずつわかってきました．あまり悪影響が大きな薬は推奨薬から外されるようになってきました．典型例が，あれほど人気があったプロテアーゼ阻害薬（PI）です（後述）．現在，ほとんどのプロテアーゼ阻害薬が使われなくなった最大の理由(のひとつ)は脂質などの副作用の影響です．プロテアーゼ阻害薬のダルナビルは，この脂質への影響が比較的少ないのですが，脂質異常の治療薬であるスタチンとの相互作用が問題になります．素直にINSTIのRALを使ったほうがよいのですが．前述の通り，RALは相互作用という観点からは非常に優等生です．

耐性の問題

全ての感染症治療薬についていえることですが，使っていると耐性微生物が生じて，治療薬が効かなくなってしまいます．

ARTも例外ではありません．具体的には後述しますが，耐性ウイルスの治療はたいへんです．たくさんの抗HIV薬に耐性が生じる「多剤耐性ウイルス」になると，治療のオプションは減ってきますし，副作用が多い，飲みにくい薬をイヤイヤ使用せざるを得ないこともあります．

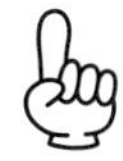

Point

◆ ARTでは耐性が問題．

ちょっと古いデータですが，日本での治療経験のないHIV感染者での薬剤耐性は，2008年に7.3%，2012年に12.5%に見られていました．一番多かったのが，NRTIと呼ばれるクラスの薬で5%前後，NNRTIで2%前後，PIで3%前後でした．

Hattori J, Shiino T, Gatanaga H, et al. Characteristics of transmitted drug-resistant HIV-1 in recently infected treatment-naive patients in Japan. J Acquir Immune Defic Syndr. 2016 Apr 1; 71（4）: 367-73.

この時代はINSTIはあまり使われていなかったので，データがありません．台湾のデータでは，INSTIの耐性は1%前後ということです．

Chang S-Y, Lin P-H, Cheng C-L, et al. Prevalence of integrase strand transfer inhibitors（INSTI）resistance mutations in Taiwan. Scientific Reports. 2016 Oct 25; 6: 35779.

昔と違って，今はARTの選択肢が増えましたから，たとえ耐性が見つかっても他のレジメンを使うことができます．対応不可能ということはほとんどありません．

むしろ，注目すべきはウイルスとか治療薬そのものではなく，患者さんのほうです．

つまり，薬剤耐性は薬のアドヒアランス（ちゃんと飲んでいるか）と深く関係しているのです．薬を毎日きちんと飲んでいれば耐性は生じにくく，薬の飲み忘れが多いと耐性が生じやすい．耐性が生じやすい患者さんでは，たとえ新しいレジメンに取り替えたとしても，それも耐性化しやすくなってしまうのです．

現在の臨床現場ではARTの耐性問題は非常に限定された，稀な患者さんだけの問題であることがほとんどです．とくに日本の患者さんは薬のアドヒアランスがよく，耐性が問題になることは非常に少ないといわれます．

「ついつい，飲み忘れ」

については，最近はスマホのアラーム機能の活用で，あまり問題にならなくなってきました．場合によっては，スマホに3回，4回もアラームをセットしてもらって飲み忘れを防ごうとします．

逆に，たまに見つかる耐性ウイルスが出やすい患者さんの治療が大変で，こういう患者さんでは，レジメンを変えても，次々と薬が耐性化されていきます．こういう方の治療は本当に難しい．薬がどうこういうよりも，

なぜ，薬が飲めないのか

という行動科学（behavioral science）の領域のほうが大切になります．患者の生活パターン，違法薬物使用，アルコール乱用，仕事のパターン，人間関係，性格（キャラ），学歴，経済状況などなど，情報リテラシーなど，たくさんの要素を検討して，ART 継続の可能性を探っていきます．

HIV 診療はお金，仕事，家族，生きがい，恋愛や結婚，そして性まで関わる非常に包括的な診療です．ときに，プライマリ・ケア医の方が「専門医は臓器しか診ない」といって専門医を批判しますが，T 細胞やウイルスだけ見ていては HIV 診療は絶対にできません．

だいたい，患者のセックスの方法にまで深く介入するプライマリ・ケア医が日本に何人いるでしょうか．HIV 診療では，こういうセックスはだめ，こういうセックスは大丈夫，といったところにまで深く介入します．とくに「大丈夫」のほうが遥かに大事でして，なんでもかんでも禁止するのは質の低い HIV 診療です．健康も大事ですが，自由も大事なのです．ART でウイルス量を検出感度以下に下げれば，コンドームなしのセックスでも HIV 感染はないと考えられます．Undetectable＝untransmittable（U＝U）と言われるものです．

ただし，コンドームを着けなければ他の感染症は発生しますから，梅毒のスクリーニングとか HBV，HAV，HPV のワクチンなど，いろいろきめ細かい対応は必要です．不特定多数とのセックスがリスクなのは U＝U でも同じでして，相手が薬剤耐性の HIV を持っていないとも限りません．自由だけど，自由じゃない．そのへんの微妙な綱渡りと科学の徹底的な解釈を両立せねばならないのです．

そんなわけで，薬のアドヒアランスの問題は，ウイルス学や薬理学の問題よりも，はるかに行動科学やプライマリ・ケア医学の占める部分が大きいです．患者を理解し，患者の行動変容のチャンスがどこにあるかを理解しなければなりません．

最近は個々の抗 HIV 薬の耐性のバリア（genetic barrier）の議論が盛んです

JCOPY 498-11722

が，こうした薬理学的な属性よりも，患者の行動科学的な属性のほうがずっと耐性出現への寄与が大きいとぼくは思います．

また，くすりは1日1回投与か2回投与か，という議論もよく行われます．通俗的な見解だと，1日1回のほうが，2回よりもアドヒアランスはよくなる，といわれます．しかし，長所は短所でして，1日1回の薬を飲み忘れると，その分，長い間飲めなくなってしまいます．単純計算でいけば，1回の飲み忘れは24時間の飲み忘れになります．1日2回ならば12時間です．だから，どっちがベターなのかは即断できません．

比較的小規模なスタディーでは，1日2回から1日1回にしたほうがアドヒアランスはよりよく，満足度も高いことが示されています．しかし，1日2回グループも8割以上はアドヒアランスはよいままで，満足度も概ね高いままでした．

Maitland D, Jackson A, Osorio J, et al. Switching from twice-daily abacavir and lamivudine to the once-daily fixed-dose combination tablet of abacavir and lamivudine improves patient adherence and satisfaction with therapy. HIV Medicine. 2008; 9: 667-72.

もちろん，1日2回よりも1回のほうが「一般論としては」ベターなので，そちらを目指すわけですが．そういう意味で，ラルテグラビル1日1回という選択肢ができてよかったです．

いずれにしても，投与回数のみならず，ちゃんと患者さんが毎日薬を飲むレディネスを養い，服用する環境を整えているかどうかはもっと大事です．要するに医療者と患者の質の高いコミュニケーションということです．

ARTはいつまで飲むのか？　いつになったら止めてもよいか？

残念ながら，ARTは一度始めたらずっと一生飲み続けなければならない．少なくとも現在ではそう考えられています．以前は，ときどき休薬しても大丈夫なんじゃないの？　という考え方もありましたが，比較試験（SMARTスタディーといいます）で一定の間隔で休薬すると予後が悪いことが判明してしまいました．そんなわけで，毎日きちんとARTを服薬せねばなりません．

$CD4^+$ count-guided interruption of antiretroviral treatment. N Engl J Med. 2006; 355: 2283-96.

毎日薬をきちんと飲むことをアドヒアランス（adherence）と呼びます．ウイルス量をしっかり検出感度以下に抑えておくためには，95％以上のアドヒアランスを必要とするといわれています．つまり，1日1回投与の薬であれば，20日に1回飲み忘れただけでも95％になってしまいます．ぼくなんか1週間分の薬でも結構飲み忘れてしまいます．すんません．ARTを継続するのって，とても大変ですね．

医療者は患者さんの知識や理解度をきちんと見積もって，服薬のアドヒアランスを向上，維持するよう努めなければなりません．例えば，多くのエイズ患者は中枢神経合併症（脳症や髄膜炎など）を起こしており，認知機能が低下していることがあります．サイトメガロウイルス網膜炎などで視力が低下していることもあります．多くの方はうつ病や不安障害などの精神疾患を合併していることもあります．嚥下機能に異常がある患者さんもいます．そして，長い治療にうんざりして，自暴自棄になっている患者さんもいます．ぼくたちは患者さんのこういったいろいろな困難をよくよく理解し，どうやったら毎日きちんとARTを継続できるのかに真剣に取り組まなければいけないのです．

アドヒアランスが低下しているのを見つける一番簡単な方法はウイルス量の増加を見ることです．患者さんの臨床症状が急に悪化したり，CD4が急に下がったり，ということはめったにないのですが，ARTを止めてしまうとウイルス量は確実に増加します．逆に，ウイルス量が増加している最大の原因もアドヒアランスの低下で，薬剤耐性化が原因のことはずっと少ないです．

アドヒアランスの問題か，耐性の問題か．この問題を解決する一番シンプルな方法は，患者を入院させ，そこで観察しながらARTを内服してもらうことです．ほとんどの患者さんでは，入院期間中にウイルス量がぐんぐん下がり，外来では飲んでいなかったことがはっきりします．もっとも，それを直接患者に言うと医師–患者関係にヒビが生じる可能性がありますから，

「薬の飲み方で，チェックすべきところがあるようですね」

という中立的な言い方をします（ちゃんと飲んでないでしょ，みたいには言わない）．

ときに，耐性検査をすれば耐性ウイルスの有無はわかるんじゃないの？　というご意見もあるかもしれませんが，ARTを飲んでいないときに耐性検査をすると，ワイルドタイプ（耐性のないウイルス）が増加しているので，耐性の有無が確認できない可能性があります．まあ，それでも診断後に最初にARTを使う場

合は，薬剤耐性検査をするんですけどね，念のため．

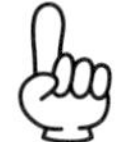

Point

- ◆ ARTではアドヒアランスが大事．
- ◆ ウイルス量の増加でアドヒアランスの低下を発見する．
- ◆ アドヒアランス？　耐性？　で迷ったら，入院させて直接服薬を観察するのが良策．

ときに，最近日本では人気がなくなった抗HIV薬にエファビレンツ（ストックリン®）があります（後述）．これ，実はぼくのお好みの薬で，一時期は「イワタは日本で一番，ストックリン®を処方している」と言われたとか，言われなかったとか（笑）．

この薬のよいところは，血中半減期が長いので，ときどき飲み忘れても血中濃度を維持し，薬剤耐性が発生しにくいところにあります．もっとも，エファビレンツそのものは1個の突然変異で容易に耐性化してしまうので，油断は禁物なのですが．エファビレンツは週5回程度の内服でも大丈夫とも言われており，「月に数回のみ忘れが……」という患者さんでは，エファビレンツが逆説的にうまくいくこともあります．もっとも，患者さんには「週2回は飲み忘れてもいいよ」とは言いませんし，あくまでも裏技ですが．

BREATHER（PENTA 16）Trial Group. Weekends-off efavirenz-based antiretroviral therapy in HIV-infected children, adolescents, and young adults（BREATHER）: a randomised, open-label, non-inferiority, phase 2/3 trial. Lancet HIV. 2016; 3（9）: e421-30.

日本ではストックリン®は早晩，販売停止になってしまうと聞いています（本稿執筆時点）．仕方がないので，ぼくの外来で使っていた患者さんは，少しずつINSTIに切り替えています．

ART治療がうまくいかないときは？

治療がうまくいかないときの判定は，治療の目的であげたうちの1から3がうまくいっていないことで判定します．つまり，

1. CD4 が上がらない，あるいは下がる
2. ウイルス量が上がる
3. 患者が元気にならない，あるいは悪くなる

です．それぞれの治療の失敗を，ここでは「免疫の失敗」，「ウイルスの失敗」，「臨床上の失敗」と呼んでおきます．

▣ 免疫の失敗

免疫の失敗（immunological failure）は，CD4 がうまく上がらない，あるいは下がることを言います．

後述する「ウイルスの失敗」を伴っている（ウイルス量が増加してる）場合は，アドヒアランスか薬剤耐性（あるいはその両方）の問題を考えます．このことはすでに述べました．

もし，ウイルス量が検出感度以下のままで，かつ CD4 が上昇しない，あるいは低下しているときはどうしたらよいでしょう．うーん，こういうときは難しいです．いろいろな対応が考えられます．

まずは薬の副作用による血球減少を考えます．特にジドブジン（レトロビル，AZT）やジドブジンとラミブジンの合剤であるコンビビルでは血球減少の副作用が起きており，そのため CD4 リンパ球も上がらないことがあります．この場合は，CD4 値だけでなく，パーセンテージを見れば ART が効いているかを推測できます．また，ジドブジンの血球減少があれば，ジドブジンを含まない ART に変更することで問題が解決することがあります．

まあ，近年ではジドブジンはほとんど使わないのですが，他にも血球減少を起こす薬はたくさんあります．ニューモシスチス肺炎の治療や予防などに用いる ST 合剤，サイトメガロウイルス感染症の治療や予防に用いるガンシクロビルやバルガンシクロビルも血球減少を起こすことがあります．その他，血球減少を起こしそうな薬剤は全部チェックします．

それでも CD4 が上がらないときは悩みます．ウイルス量は抑えられているので，HIV に ART は効いていると考えます．

さて，どうしよう．

そのまま現行の治療を続行することもあります．他の薬を「とりあえず」加えることもあります．例えば，後述するマラビロクという薬を追加すると CD4 が上

がる，という研究報告もあります．

Asmuth DM, Goodrich J, Cooper DA, et al. CD4+ T-cell restoration after 48 weeks in the maraviroc treatment-experienced trials MOTIVATE 1 and 2. J Acquir Immune Defic Syndr. 2010; 54: 394-7.

もっとも，マラビロクでは上がらなかった，という報告もあります．

Wilkin TJ, Lalama CM, McKinnon J, et al. A pilot trial of adding maraviroc to suppressive antiretroviral therapy for suboptimal CD4+ T-Cell recovery despite sustained virologic suppression: ACTG A5256. J Infect Dis. 2012; 206: 534-42.

Clinicalinfo ガイドラインでは，免疫の失敗を回避するために抗 HIV 薬を追加するのは止めたほうがよい，と否定的な見解です（AⅠ）．また，他のクラスの薬にスイッチするのもよくないとされます（BⅢ）．むしろ，高血圧などの基礎疾患の治療や禁煙といったライフスタイル改善のほうがよいようです．

Poor CD4 cell recovery and persistent inflammation despite viral suppression | NIH. https://clinicalinfo.hiv.gov/en/guidelines/hiv-clinical-guidelines-adult-and-adolescent-arv/poor-cd4-cell-recovery-and-persistent (Accessed 31 August 2023)

稀に，患者が受診するまえだけ ART を内服していることもあります．健康診断の直前だけ粗食にしたり酒をやめたりするのと同じです．が，この場合は CD4 の変動に反映されるので，注意してみていればすぐにわかります．

いずれにしても，ウイルス量が検出感度以下で，CD4 がどう工夫しても上がらないときは，経験のある専門家に相談したほうがよいかもしれません．

■ ウイルスの失敗

ウイルスの失敗（virologic failure）はウイルス量を検出感度以下に維持できないことを言います．定義としては，治療開始後 24 週間経ってもウイルス量が検出感度以下に維持できないことを言います．

ときに，免疫の失敗やウイルスの失敗を「免疫学的失敗」とか「ウイルス学的失敗」と訳すことがありますが，これは誤訳でして，翻訳の失敗です（笑）．Immunological，virological の訳ですね．肉体の疲労（physiological fatigue）とか心理面での重圧（psychological pressure）を「生理学的疲労」「心理学的プレッシャー」と訳すようなものです．

さて，ウイルスは概ね抑えているのに，それがときどき飛び出して検出されることがあります．これを「ブリップ（blip）」とよび，これは治療失敗とはカウントしません．通常はそのときでもウイルス量は 400 コピー/mL 以下のことがほとんどで，かつ持続はしません．あと，検査のやり方によっては 100 コピー程度でウイルスが検出され続けることもあります．この場合の判断はケース・バイ・ケースとなります．治療に慣れた専門家に相談するほうがよいかもしれません．

ウイルス量が 200 以上になると，ほぼ全例で，ウイルスの失敗を意味します．

ウイルスの失敗がある場合は，一番可能性が高いのはアドヒアランスの低下です．まずこれをしっかり確認し，アドヒアランスを最適化させます．要するに，毎日薬を飲んでもらいます．これがどうしても無理な場合は治療薬を変更するか，今後どうしていくのか患者さんと相談しなければなりません．ソーシャル・ワーカーや看護師，家族を巻き込んで「みんなで考える」ことも役に立つことがあります．なぜ，飲めないのか，理由を知りたいですね．そして，理由は常にあります．

アドヒアランスがしっかりしているにもかかわらず，ブリップでもなく，ウイルス量が持続して検出される場合は薬剤耐性を考えます．耐性検査を行います．耐性検査や薬剤耐性があった場合の対応法については後述します．

薬剤耐性があり，ウイルスの失敗がある場合は，治療の調整を経験のある専門医と相談しながら行ったほうがよいと思います．通常は感受性の残っている抗 HIV 薬を 3 剤，少なくとも 2 剤用いる治療法を採用します．

薬剤耐性がない場合のウイルスの失敗では，例えば薬の吸収が悪い場合などが考えられます．あるいは他の薬との相互作用も．抗 HIV 薬によっては血中濃度を測定できるものもあります．これによって薬の吸収を（そしてときにはアドヒアランスを）評価できることがあります．あるいは，薬剤耐性検査の偽陰性が原因となることもあります．その場合は耐性検査を繰り返します．

それでもうまくいかない場合は，やはり経験豊かな専門家に相談することが好ましいです．

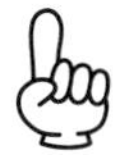

Point

- ◆ ウイルスの失敗は，ウイルス量を検出感度以下に維持できないこと．
- ◆ ブリップは一過性のウイルス検知．これは（おそらく）無視してよい．
- ◆ 一番の原因はアドヒアランスの低下．
- ◆ アドヒアランスがよいのにウイルスで失敗するときは，薬剤耐性を考慮．

臨床上の失敗

臨床上の失敗（clinical failure）は，もちろん免疫やウイルスの失敗を伴っていることが多いです．もしCD4は上昇している，ウイルス量は検出感度以下なのに患者が苦しんでいる場合，

1. ARTなどの薬の副作用
2. HIV感染に関連した，あるいは関連しない合併症の発症

を考えます．対応の仕方はケース・バイ・ケースとなり，通常の診断プロセスを行って原因精査し，原因に対して治療を行います．

5 耐性検査とは？

すでに述べたように，薬剤耐性検査は保険診療で行うことができます．ただ，とても高額です．6 万円の検査で，3 割負担でも 18,000 円でしたね．ひえええ．

HIV 薬剤耐性検査ガイドラインもあります．詳しくはこちらをご参照ください．

https://www.hiv-resistance.jp/pdf/hiv_resistance_guideline_v10.pdf

薬剤耐性検査は，まず，

治療の前（あるいは治療再開時）
薬剤耐性を疑ったとき＝治療がうまくいっていないとき

に適応となります．ルーチンでしょっちゅう行う必要はありません．しつこいですが，高いですし．

HIV の薬剤耐性検査には大きく分けると 3 つあります．それは，

1. ジェノタイプ検査
2. フェノタイプ検査
3. バーチャル・フェノタイプ検査

です．

ジェノタイプは HIV の遺伝子突然変異の有無を調べて，耐性の有無を予測するという検査です．フェノタイプとは，実際にウイルスに抗 HIV 薬を曝露させて，治療効果の有無を検討するというものです．通常の細菌耐性検査にコンセプトは似ています．バーチャル・フェノタイプとは，ジェノタイプの検査をやって，それをうまく解釈してフェノタイプのような表示をするというものです．要するに，ジェノタイプの一種です．

ジェノタイプは保険収載されている検査で，時間も比較的かかりません（1 週間ほどで結果は返ってきます）．ただし，解釈がややこしいのと，結果が実際の耐性を反映しない（ことがある）ため，そこが問題です．対するフェノタイプは研究レベルで行うため誰にでもできる検査ではないですし，時間も手間もかかりま

JCOPY 498-11722

す．ただ，ジェノタイプに比べると正確さは上だと考えられています．最近はジェノタイプの精度も高いですから，フェノタイプを実際の臨床で行うことは珍しいと思います．

ここでは，通常ぼくたちが使うジェノタイプについて説明しましょう．

まず検査の方法です．最初の治療の前は，ARTが入っていない状態で耐性検査を行います．ただし，もし治療失敗を評価したかったら，ARTを服用している状態で耐性検査を行わなければなりません．

これは前述のように感受性のあるワイルドタイプの出現を防ぐためです．

HIVは全部おんなじものが体の中に入っているわけではありません．いろいろなHIVがミックスして患者さんの体内に入っています．耐性HIVも感受性のあるHIVも混じっています．

なぜか，耐性HIVは感受性のあるHIVに比べて元気がありません．感受性のあるHIVをワイルドタイプといいます．なるほど，ワイルドで元気そうです．両者が併存していると，ワイルドタイプのほうが強いので，こちらのほうが前面に出てきます．ARTなしで検査をすると，ワイルドタイプの遺伝子が読み取られ，感受性があると勘違いされてしまうのです．

ですから，ARTでワイルドタイプを抑え込み，ひ弱な耐性ウイルスだけにしてから検査すると，本当の耐性ウイルスが検出できるというわけです．細菌の感受性試験は「抗菌薬を入れずに」検査するのが基本なのですが，HIVは逆なのですね．覚えておきましょう．

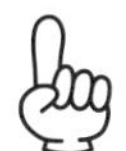

Point

◆ ジェノタイプ耐性検査は，ARTを服用している状態で行うのがよい（初回治療前を除く）．

なお，ウイルス量は500～1,000コピー以上あったほうが耐性検査はやりやすいといわれています．ウイルス量が500より低くても，耐性検査はうまくいくこともあるので，試してみる価値はあるみたいですが．ウイルスが検出感度以下の場合は？　そのときは治療はうまくいっているので，耐性検査は必要ありません！10の2乗コピー程度のウイルス検出があり，耐性検査がうまくいかないこともあります．その場合は，専門機関での精査が必要になります．いずれにしても専門家に相談ですね．

薬剤耐性検査の読み方

実際の薬剤耐性検査の結果を見てみましょう．

さて，ジェノタイプでは，HIV のワイルドタイプの配列を「ひな形」として，アミノ酸の名前で上に並べています．よく誤解されますが，これは遺伝子のコードしたアミノ酸のリストであり，DNA や RNA のリストではないことに注意してください．当該の HIV がそれと異なるアミノ酸を持っていれば，その部分を示します．

生物学を勉強した人は，DNA はアラニン，グアニン，シトシン，チミンの 4 つの核酸からなり，それが 3 つならんだ記号のパターンが 1 つのアミノ酸をコードしていることを覚えているでしょう．生化学をやった人は，そのアミノ酸をアルファベットで表記できることも覚えているでしょう．そういうことを知らない人も，大丈夫．この辺は無視していただいて結構です．

例えば，ワイルドタイプがロイシンというアミノ酸をコードしているとき，これをアルファベットで L と表記します．これが突然変異になったとき，例えばバリンというアミノ酸に変じたときは，これを V と表記します．つまり，

ワイルドタイプのロイシン ⇨ バリン

に，突然変異のために変わったのです．アルファベットで言うと，

L ⇨ V

となります．

左にはたてに抗 HIV 薬のリストが並んでいます．NRTI，NNRTI，PI，INSTI と並んでいます．

突然変異は，M184V とかいう書き方をよくします．これは 184 番目のアミノ酸が M から V に，つまりメチオニンからバリンに変わりましたよ，という意味です．

よく教科書には，「ジェノタイプの解釈については，スタンフォード大学の耐性データベースを参照してください」と書いてあります．

https://hivdb.stanford.edu/hivdb/by-mutations/

ここで，左から逆転写酵素阻害薬（NRTI，NNRTI），プロテアーゼ阻害薬（PI），

インテグラーゼ阻害薬（INSTI）のアミノ酸配列が並んでおり，ここに突然変異を入力すればよいのです．例えば，RT の 184 のところにバリン（V）を入力すると，瞬時に

NRTI Resistance Mutations: M184V
NNRTI Resistance Mutations: None
Other Mutations: None

Nucleoside Reverse Transcriptase Inhibitors

abacavir（ABC） Low-Level Resistance
zidovudine（AZT） Susceptible
emtricitabine（FTC） High-Level Resistance
lamivudine（3TC） High-Level Resistance

と出てきます．NRTI だけ M184V という突然変異があり，他の薬は大丈夫．で，

アバカビルが低レベル耐性
ジドブジンは感受性あり
エムトリシタビンとラミブジンは高度耐性

とわかるのです．便利ですし，簡単ですよ．

ぼくらは昔，個々の薬の耐性の突然変異を一所懸命覚えたものですが，最近はこうした便利なデータベースもありますし，耐性が問題になるケースも比較的少ないので，あまり一所懸命暗記することはなくなりました．米国感染症専門医の更新試験前に，慌てて丸暗記するくらいかな．耐性が問題になる患者も減ったし，こちらの記憶力もだいぶ低下してるし（笑）．

6 ARTの基本骨格

さ，ここでARTの基本骨格を確認しておきましょう．

前述のように，ARTは抗HIV薬を3種類使う併用療法です．

けれども，どれを組み合わせてもよい，というわけではありません．きちんとした組み合わせのルールがあります．それは，

キードラッグ1剤＋バックボーン2剤

の組み合わせです．では，キードラッグとは何か？　バックボーンとは何か？という説明をします．

その前に，抗HIV薬の分類をしておきましょう．まずは4つのグループを覚えてください．すでに本書でも登場している略語たちです．

NRTI
NNRTI
PI
INSTI

はい，それぞれ，

核酸系逆転写酵素阻害薬
非核酸系逆転写酵素阻害薬
プロテアーゼ阻害薬
インテグラーゼ阻害薬

の略です．

核酸系逆転写酵素阻害薬と漢字が11個も並ぶと，たいていの人は，ひるみます．少なくともぼくはひるむ．

では，(例によって)「困難は分割せよ」で分割することにしましょう．こんなふうに．

核酸系/逆転写酵素/阻害薬

核酸系……というのは核酸……つまり遺伝子の構成要素である核酸に関係した……という意味です．逆転写酵素は，HIV の遺伝子である RNA を逆転写する酵素という意味です．阻害薬というのは，その逆転写酵素を阻害，つまりジャマをする，という意味です．なんとなく伝わりましたでしょうか．

逆転写酵素を阻害すると HIV の遺伝子は細胞の遺伝子に取り込まれず，そこで増殖できなくなってしまうのですね．

さて，非核酸系逆転写酵素阻害薬も分割します．

非/核酸系/逆転写酵素/阻害薬

これは簡単．要するに，核酸系ではない逆転写酵素阻害薬，という意味です．

そしてプロテアーゼ阻害薬はプロテアーゼを阻害する薬ということです．インテグラーゼ阻害薬はインテグラーゼを阻害する．まんまですね．何だか抗 HIV 薬は阻害してばっかですね．

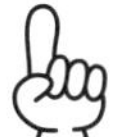

Point

◆ ART は大きくは次の 4 種類に分けられる．
- NRTI
- NNRTI
- PI
- INSTI

つまり，

核酸系逆転写酵素阻害薬
非核酸系逆転写酵素阻害薬
プロテアーゼ阻害薬
インテグラーゼ阻害薬

■ NRTI（核酸系逆転写酵素阻害薬）

さて，核酸系逆転写酵素阻害薬は英語では nucleoside reverse transcriptase inhibitor と言います．これをつづめて，NRTI となりました．エヌアールティーアイと呼びます．

Nucleoside は日本語でもヌクレオシドと言いますね．Nucleus は核です．

Nuclear weapon は核兵器で，nuclear power plant は原発です．

核酸の構成要素であるヌクレオシドの「ヌク」の部分は同じ「核」という語源を持っているのです．

Reverse transcriptase が逆転写酵素です．リバースは，「胃の中のものをリバースする」のリバースで，逆転，ひっくり返す……そんな意味です（もう少しましな例を思いつけよ！）．

Transcription は遺伝子の転写，それを司る酵素が transcriptase です．「なんとかアーゼ」は酵素なのでした．

Inhibitor は阻害薬です．Inhibit は邪魔する，という動詞で，inhibitor は「邪魔するもの」という意味になります．

一見面倒くさいようですが，語源からゆっくりたどってやると，名前は覚えやすいですよ．

▣ 非核酸系逆転写酵素阻害薬は NNRTI

非核酸系逆転写酵素阻害薬は英語では non-nucleoside reverse transcriptase inhibitor です．なんのことはない，NRTI に non（非）を付けただけです．こちらも長いので，NNRTI を頭の文字をとって略します（エヌエヌアールティーアイと読みます）．

NRTI は nucleoside の nuc をとって，「ニューク」と呼ぶ人も多いです．三浦知良を「カズ」と呼ぶのと一緒です（一緒でいいのか？）．NNRTI は「ノンニューク」と呼ぶ人も多いです．カンファレンスなどで「ニューク」「ノンニューク」と言っている人がいたら，それぞれ NRTI，NNRTI のことだと思ってください．

▣ プロテアーゼ阻害薬は PI

プロテアーゼ阻害薬は英語では protease inhibitor です．protease も inhibitor も既にでてきましたから，もう大丈夫ですね．こちらも略して，PI と書きます．「ピーアイ」と読みます．

▣ インテグラーゼ阻害薬は INSTI（インスティー）

これは，すでに説明しましたね！

さ，そんなわけで，ART の基盤となる薬は，

NRTI（ニューク）
NNRTI（ノンニューク）
PI（ピーアイ）
INSTI（インスティー）

とまとめられるのでした．最初に比べると，少しすっきりしましたか？

キードラッグ，バックボーン

ARTは，

キードラッグ1剤+バックボーン2剤

からなると申し上げました．覚えていますか？

キードラッグという呼称，つまり「鍵となる薬」は，HIVの治療に欠かせない重要な要素であることを示唆しています．実はこれには2種類あります（本当はもすこし多いのだけど，今は待っててください）．それは，

NNRTI　と，
PI　と，
INSTI

です．ただし，現在ではキードラッグは基本的にINSTIです．選択肢が減った分，悩みは減りました．

次にバックボーンです．これは文字通り「背骨」の意味でして，キードラッグの働きを支える土台のような役割をします．バックボーンは2剤からなるのが基本でした．バックボーンはNRTIから構成されるのが基本です．

既に述べたバックボーンには例えば，

ツルバダ®（TDF/FTC）

があります．

キードラッグ	+	バックボーン（2剤）
ラルテグラビル（RAL）		ツルバダ®（TDF/FTC）

という感じなのです．あーすっきりした．

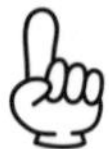

Point

◆ ART はキードラッグ（1 剤）+バックボーン（2 剤）

◆ キードラッグは（だいたい）INSTI を 1 剤

◆ バックボーンは NRTI（2 剤）

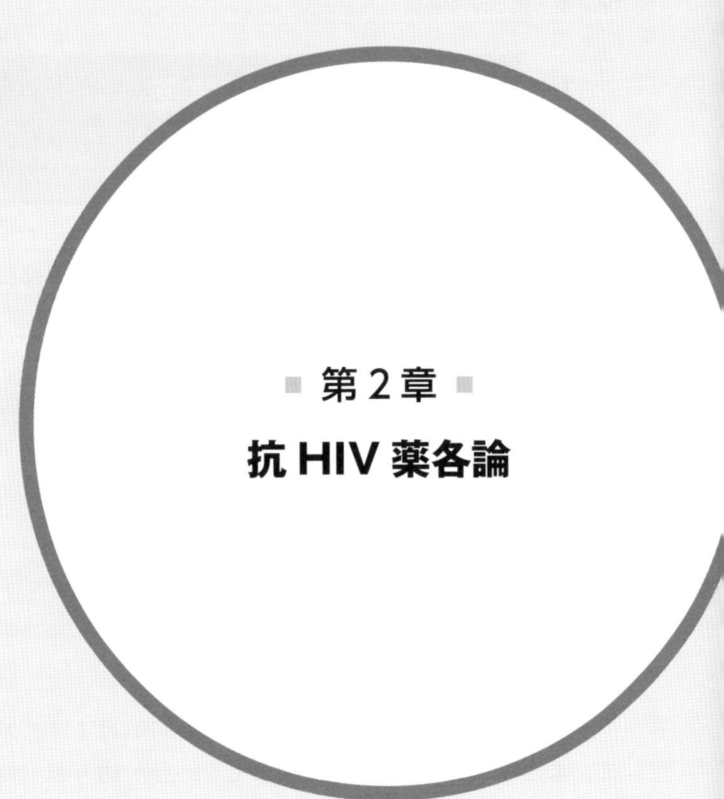

■ 第 2 章 ■

抗 HIV 薬各論

1　インテグラーゼ阻害薬

新世代のインテグラーゼ阻害薬．現在の ART の主役と言ってもよいです．それだけに，ピットフォールには要注意です．

ラルテグラビル（RAL）

安全，簡単，効果的な優等生

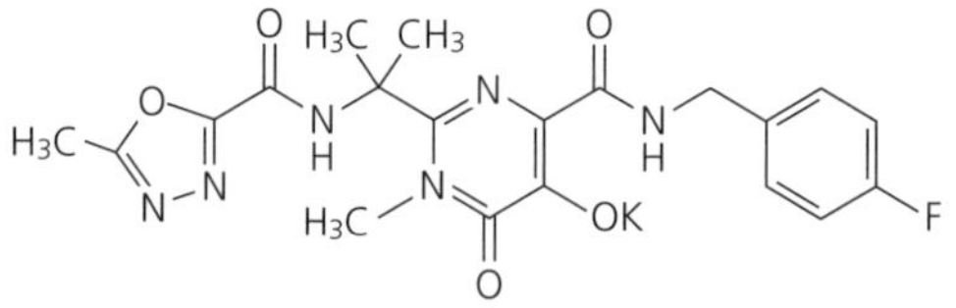

ラルテグラビル（アイセントレス®，RAL）はインテグラーゼ阻害薬で最も古く，米国では 2007 年に承認されました．もう 10 年以上の歴史を持っています．前述のようにイワタのなかではファーストラインの ARV レジメンのひとつで，EACS もファーストラインに入れています．

なにしろ臨床効果は高い，相互作用が少ない，副作用が少ない，禁忌がほとんどないと，長所ばかりの薬です．もっとも，使いすぎは耐性の母ですので，簡単にこればかり使っていると耐性化して無力となるかもしれません．INSTI の中では比較的耐性化しやすい，genetic barrier が低いといわれています．また，ラルテグラビルが耐性化すると，後述のドルテグラビルの増量が必要となるなど，多少の配慮が必要です．

とはいえ，RAL は，ぼくが新規患者で使うキードラッグでのファーストチョイスです．総合的にバランスが取れた薬だと思います．

剤形，用法など

RAL は 1 日 2 回投与です．これは RAL の欠点ともいえます．400 mg の錠剤があります．最近，600 mg 錠を 2 錠 1 日 1 回という製剤も発売されました．安定している患者さんでは，積極的に1日1回投与を使っています．

海外では小児用製剤もあるようですが，日本にはありません．エイズ治療薬研究班から経口懸濁液の提供を受けることができます．

厚生労働省エイズ治療薬研究班.
https://labo-med.tokyo-med.ac.jp/aidsdrugmhlw/portal
(Accessed 31 August 2023)

RAL は食事と関係なく服用できます．また，腎機能と関係なく，基本的に使えます．透析時は透析後に内服します．これも利点ですね．

妊婦へのカテゴリー C，EACS では妊婦への推奨 ART レジメンに入っています．授乳時の母乳に見つかりますが，ヒトの安全性データはありません．というか，HIV 感染がある女性は ART 服用時も母乳の提供は推奨されないので（感染事例があるため），本剤にかかわらず，母乳の提供はアウト，ですね．

相互作用

制酸薬と併用すると血中濃度が落ちますから，時間を空けて服用します．

その他，リファンピシンと併用するとやや血中濃度が低下しますが，併用禁忌ではありません．そのときは 800 mg 1日2回に増量します．PI や NNRTI に比べるとずいぶん楽です．念のため，Lexicomp® などで確認してから使いましょう．CYP34A の基質，阻害薬，誘導薬のいずれでもありませんから，そこが相互作用の少ない理由です（前述）．

副作用

体重増加が起きることが指摘されていますが，他の INSTI に比べると軽微だともいわれています．あとは消化器症状や頭痛など報告はありますが，いずれも他の INSTI より発生頻度は高くありません．CK 上昇，ミオパチー，横紋筋融解症の報告があり，特にスタチン併用患者には要注意です．

Scarsi KK, Havens JP, Podany AT, et al. HIV-1 integrase inhibitors: A comparative review of efficacy and safety. Drugs. 2020; 80: 1649-76.

耐性突然変異

耐性遺伝子はいくつか見つかっています．Q148H/K/R，N155Hなどです．要注意です．Q148では，エルビテグラビルとの交差耐性が問題です．

ランキング〔ARTは推奨度と使用頻度がシンクロしてます（推奨してれば，使う．抗菌薬に比べるとシンプルです）．推奨度のみ出します〕．

- A　とてもオススメ
- B　ときどき使う
- C　あまり使わないが，使わなくもない
- X　使わない．リスクのほうが大きい

使用頻度　A

キードラッグの最優秀選手だとぼくは思います．

ドルテグラビル（DTG）

1日1回投与の優等生だが，ピットフォールにご用心

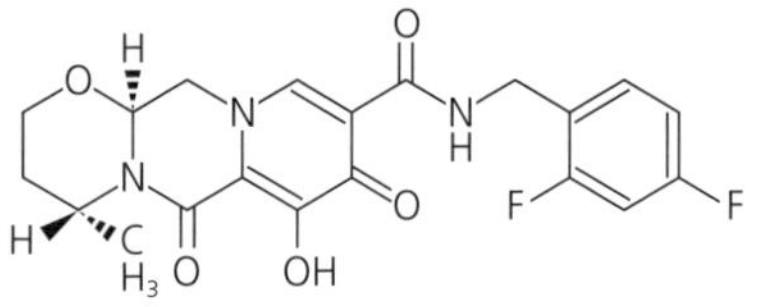

ドルテグラビル（テビケイ，DTG）は日本で開発された抗HIV薬ですが，日本のみならず，世界中で人気があります．小さくて丸い薬で，1日1回と飲みやすいのが取り柄です．

ただし，前述のように，他の薬との相互作用はRALよりも多いです．要注意です．安易にDTGを使って，他の薬との相互作用が問題になるケースを散見しています．必ず，Lexicomp® などを使って既存の薬との相互作用を確認しましょう．

あと，妊娠時に内服すると胎児の神経管欠損のリスクの可能性があります．ぼく自身はあえて妊婦にDTGを使おうとは思いません．注意すべきは「妊婦」「妊娠希望の女性」だけが禁忌ではない，ということです．妊娠を希望してなくても，

妊娠はしますからね．これを示したのがボツワナで行われた臨床試験です．

Zash R, Holmes L, Diseko M, et al. Neural-tube defects and antiretroviral treatment regimens in Botswana. N Engl J Med. 2019; 381: 827-40.

しかし，その後のフォローアップデータでは，DTGによる神経管欠損のリスクは増加していないことが示されました．

Zash R, Holmes L, Diseko M, et al.（2021）Update on neural tube defects with antiretroviral exposure in the Tsepamo Study, Botswana. 11th IAS Conference on HIV Science, Virtual.
https://www.natap.org/2020/IAC/IAC_112.htm

このフォローアップデータのために，各ガイドラインは妊婦へのDTGの使用推奨を復活させています．ただ，単一報告なので，急に推奨を戻すのは早すぎるんじゃないかなあ，と個人的には思っています．

剤形，用法など

50 mg錠を1日1回．食事と関係なく服用できます．ただし，RALなどのINSTI経験者で耐性突然変異があるときは，50 mgを1日2回で，食事とともに内服します．血中濃度を最大化するためです．

DTGは腎機能と関係なく使用できます．透析時は，透析後に内服します．

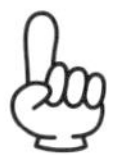

Point

◆ DTGは原則，女性患者には使わない（私見）．

相互作用

前述のように，UGT1A1経由グルクロン化経路とCYP3Aの基質です．相互作用があるのと，OCT2トランスポーターでもあります．H_2ブロッカーとか，メトホルミン，他の抗HIV薬，リファンピシンなどいろいろな薬との相互作用があります．カルシウムとか鉄剤などとの相互作用もありますから，時間を空けて内服します．カルバマゼピンなどの抗けいれん薬の濃度を下げることもあり，こういう薬は重度のうつ病患者とかで使われていますので，チェックが必要です．

副作用

肝機能異常が起きることがあり，ウイルス性肝炎合併時には注意が必要です．体重増加についてはすでに述べました．

HIV essentialsによると，薬剤過敏反応が起きることも報告されています．後述のABCほどのインパクトはないと思いますが．

頭痛やめまい，不眠，異常な夢など中枢神経系の副作用も指摘されています．外来でもわりとよくみます．

Scarsi KK, Havens JP, Podany AT, et al. HIV-1 integrase inhibitors: A comparative review of efficacy and safety. Drugs. 2020; 80: 1649-76.

もともとテビケイはエファビレンツの１日１回投与の利点を活かし，かつエファビレンツの異常な夢などの副作用（後述）を回避するために使ったりしたのですが，皮肉にも同様の副作用問題があったのです．メタ分析だと，精神神経系の副作用は自殺リスクを含め，エファビレンツとどっこいどっこいです．

Hill AM, Mitchell N, Hughes S, et al. Risks of cardiovascular or central nervous system adverse events and immune reconstitution inflammatory syndrome, for dolutegravir versus other antiretrovirals: meta-analysis of randomized trials. Curr Opin HIV AIDS. 2018; 13 (2): 102-11.

腎機能低下も起きることがあり，とくに用量を増やしたときに頻度が増します．

耐性突然変異

耐性はラルテグラビルやエルビテグラビルよりは起きにくいです．

使用頻度　B

ときどき使う．

非常に人気の薬ですが，ぼくは発売当初からDTGの使用に消極的でした．どうしても希望する患者さんと，紹介されたときにすでに使われていた場合に継続するくらいでした．

しばらくしてから，中枢神経系の副作用や相互作用，妊婦への問題などが指摘されるようになりました．新薬の常なので，特に驚きはありませんでした．新しい薬が出るとすぐに飛びつく，日本医療の悪いところが裏目に出た象徴的な薬だと思っています（別にHIVに限ったことではありませんが）.

が，逆に男性患者で副作用なく，相互作用なくちゃんと飲めている患者さんにとってはとても良い薬だと思います．というわけで，ぼくは一定数の患者さんには使っています.

耐性が生じにくいのもRALに比べてアドバンテージですが，近年は耐性はあまり大きな問題になりにくいので．アドヒアランスが問題になる患者は，性格（キャラ）とかの問題も抱えていることも多いです．テビケイを使っていて性格変容が起きた事例も経験しているので，このへんは薬理学的な側面だけでは片付けられない難問です.

なお，前述のように，DTGはABC/3TCと合わせてトリーメクという合剤が出ています．3TCと合わせた2剤でドウベイトもあります．これも1つの選択肢だとは思います.

ただし，DTGの増量が必要になるときは，トリーメクやドウベイトは使えませんので，要注意．あと，腎機能が低下してNRTIの量調節が必要になったときも，合剤は「分割」せねばなりません.

小児用のDTGもあり，エイズ治療薬研究班から供給を受けることができます．5 mg錠（経口懸濁液）で，体重に応じて投与量をきめます．海外ではトリーメク（Triumeq）の小児用製剤もあるそうです.

厚生労働省エイズ治療薬研究班.
https://labo-med.tokyo-med.ac.jp/aidsdrugmhlw/portal
（Accessed 31 August 2023）

ビクテグラビル（BIC）

1日1回1錠にこだわるなら，これか.

新しいINSTIで，前述のように高い推奨です．基本的にはビクタルビ®（BIC/TAF/FTC）として使います．耐性突然変異があっても活性を残している（らしい）のが特徴で，そこは DTG と同じです．耐性バリアが高いのです．ただし，合剤しかないので，DTG のような増量などの対応法はありません．合剤にはメリットもデメリットもあるのですね．

剤形，用法など

FTC/TAF とともに，ビクタルビ® という商品名で出されています．1 錠 1 日 1 回で食事と関係なく飲めます．

腎機能

クレアチニンクリアランスが 30 mL/min 未満の患者には推奨されていません．透析患者にも推奨されません．

妊婦や授乳への影響は未知です．基本的に新薬はこうした特別な人たちには使わないのが賢明だと思います．

相互作用

前述のように，CYP3A や UGT1A1 の基質で，その他の相互作用経路もあり，DTG 同様，いろいろな相互作用があることがわかっています．あと，後述するように TAF にもいろいろ薬物相互作用があるので，そこもビクタルビ® を難しくしています．

副作用

前述のように体重増加が問題です．実は，後述するように TAF にも体重増加の副作用があるので，そういう意味でもビクタルビ® は高齢化していく HIV 患者さんたちにはあまり向いていないと個人的には思っています．

Scarsi KK, Havens JP, Podany AT, et al. HIV-1 integrase inhibitors: A comparative review of efficacy and safety. Drugs. 2020; 80: 1649-76.

耐性突然変異

耐性バリアは高いです．

使用頻度　B

ときどき使う

JCOPY 498-11722

というか，他院で出されている場合に継続するとか，患者さんが強く希望するのに特に反対する理由がない，みたいなとても消極的な使い方です．長く使っていると体重増加があって結局 RAL/TDF/FTC にしたりしています．

■ エルビテグラビル（EVG）/コビシスタット（cobi）

合剤として使われていますが，欠点は多い．

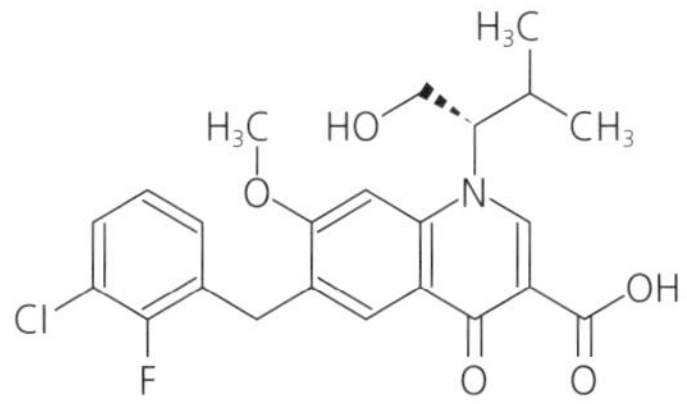

エルビテグラビル

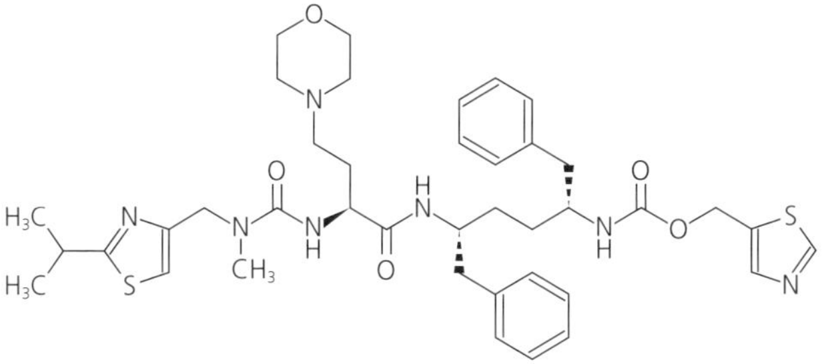

コビシスタット

すでに述べたように，エルビテグラビルはコビシスタットのブーストが必要で，そのため薬の相互作用が問題になります．よって，ガイドライン上は推奨の強さが下がってしまいました．コビシスタットの問題なんて，当初からわかっていたはずで，そもそもなんで推奨されてたのかしら．

ゲンボイヤ®という合剤が出ており，1日1回1錠でいける，というのが取り柄です．ただし，トリーメクやビクタルビ®を上回るメリットはないので，ちょっと厳しいかな．

剤形，用法など

EVG/cobi/TAF/FTCとしてゲンボイヤ®錠　1日1回1錠

があります．食事と一緒に服用しなければなりません．あと，他の抗HIV薬との併用はcobiとの相互作用があるために一般的には推奨されません．また，これもcobiのためですが，クレアチニン・クリアランスが70 mL/min未満の患者では推奨されていません．透析患者も当然アウトです．

妊婦へのカテゴリーは B，です．

相互作用

EVGがCYP3A4の基質で，cobiがCYP3A4の基質でかつ阻害薬です．他のCYPにも作用します．というわけで，いろいろ相互作用があります．

制酸薬では時間を空けて飲み，スタチンや抗不整脈薬，βブロッカー，ベンゾジアゼピン，カルシウムチャネルブロッカー，クラリスロマイシン，デキサメサゾン，プレドニン，抗うつ薬のSSRI，シルデナフィル（バイアグラ®など）とも相互作用があります．

副作用

消化器症状など，一般的な副作用が起きることはあります．稀に乳酸アシドーシスなどが起きるそうです．

耐性突然変異

T66IやE92Qなど．EVG耐性があると，RAL同様，DTGの感受性も下がります．それからRALとの交互耐性もあります．

使用頻度　C

あまり使わない．

すでにゲンボイヤ®が処方されていて，特に問題がない場合は継続しています．新規の患者さんに使ったことは一度もありません．今後も使わないでしょう．ちょっと，レゾンデートル失っちゃったかな．

カボテグラビル（CAB-LA）　ボカブリア

日本での「ポジショニング」はまだ不明

新しいINSTIで，日本では2022年に承認されました．以前から学会などでは話題になっていた，注射薬のARTで，1カ月に1回，あるいは2カ月に1回の使用となります．基本的には後述するNNRTI，リルピビリン（RPV）（リカムビス®）と併用します．最初は経口薬で毎日服用し，副作用などが発生しないことを確認した上で注射薬（筋注）にスイッチします．米国などではCAB/RPVの合剤注射薬（Cabenuva）があります．なお，CAB-LAのLAはlong actingの略です．CAB-LAの半減期は5.6～11.5週間，RPVは13～28週間とかなり長いです．経口薬だとどちらも半減期は40時間ちょいなのですが，筋肉内からゆっくりと体内に移行するため，半減期が激延びして，よって月単位の投与間隔を可能にしました．

Pharmacokinetics and Drug-Drug Interactions of Long-Acting Intramuscular Cabotegravir and Rilpivirine | SpringerLink.
https://link.springer.com/article/10.1007/s40262-021-01005-1
(Accessed 31 August 2023)

1カ月1回の場合は600 mgを筋注，次回からは400 mgを筋注月イチで．2カ月1回の場合は毎回600 mgを筋注します．筋注は臀部に行います．リカムビス®は1カ月1回の場合は900 mgを初回に筋注，次回からは600 mgを筋注月イチ，2カ月1回の場合は毎回900 mgを筋注です．

本剤はHIV感染者の初回治療では使えず，治療経験があり，かつウイルスが抑制されており，かつウイルス量増加による治療失敗の経験がなく，さらにINSTIやNNRTIの薬剤耐性がない場合に使用できます．経口薬のアドヒアランスが悪いから注射薬で……というのは「そもそも」よろしくないので，そういう出し方はしてはいけません．CAB は BIC，DTG 同様に薬の相互作用がけっこうあり，かつリルピビリンも薬物相互作用があるので（リファブチンやデキサメタゾンなど），そういう薬を使わないであろう，と予見できる人にのみ使えます（どうやって？）．

なお，米国などでは CAB は感染しないための曝露前予防（PrEP，後述）のレジメンとしても使われています．この場合，万が一 HIV に感染した場合は薬剤耐性検査で INSTI 耐性がないことを確認しなければ INSTI ベースの ART は使えません．検査結果が出るまでは ART 開始を遅らせることが推奨されています．Clinicalinfo のガイドラインでは，もし薬剤耐性検査の結果が出る前に治療を開始するならば，PI のダルナビルを用いた ART を開始するよう推奨しています．

毎日の内服が必要なくなることは患者さんにとっては福音です．こういうアプローチがこれから標準治療になっていくのかどうかは注目です．同時に，新薬に飛びつくリスクもありますし，ロング・アクティングな薬は副作用などの問題点もロング・アクティングなので，諸刃の剣，ともいえます．新薬には飛びつかない派のイワタは当面，様子見でこのレジメンがフィットする患者さんの出現をゆっくり待とうと思っています．

Howe ZW, Norman S, Lueken AF, et al. Therapeutic review of cabotegravir/rilpivirine long-acting antiretroviral injectable and implementation considerations at an HIV specialty clinic. Pharmacotherapy. 2021; 41: 686-99.

2 NRTI

つぎに，核酸系逆転写酵素阻害薬の説明をします．が，古い薬でもう使わない薬も多いので，本書では「使える」薬に限定して説明し，使用価値の小さな薬はバッサリと端折ります．入門書ですから．

ラミブジン（3TC）・エムトリシタビン（FTC） XTC

長い歴史と素晴しい実績のユーティリティープレイヤー

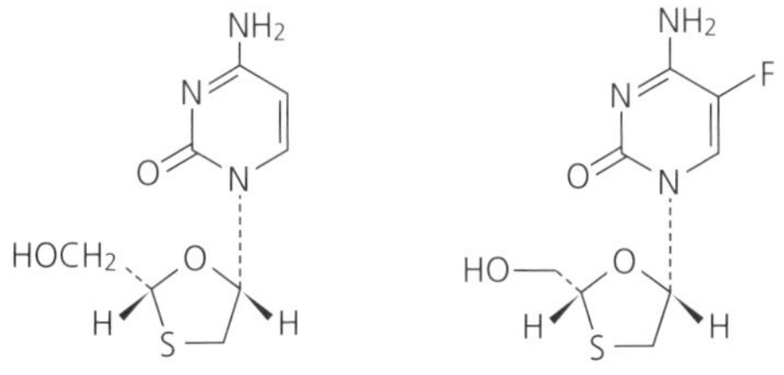

ラミブジン　エムトリシタビン

ラミブジン（エピビル，3TC）は古いNRTIです．が，今でも使われています．黎明期の抗HIV薬の超優等生ですね．同時期の薬は，あらかた全滅状態ですが……

3TCの特徴は，副作用が少なく，他の抗HIV薬との相性も良く，おまけにHBVにも効いてしまうというわけで，寿命がなく，何でもできるユーティリティープレイヤーです．キードラッグとのdual therapyにも使えてしまうというなんという高いユーティリティー．

3TCは他の薬との合剤も数多く出ています．使い勝手が良いからですね！

エムトリシタビン（エムトリバ®，FTC）とは舌をびんと噛んでしまいそうな名前ですが，ほとんどラミブジンと「同義」と考えてよいと思います．これはツルバダ® に入っている，テノホビルTDFの片割れでした！　一応，エムトリシタビン単剤もあるのですが（エムトリバ®）めったに使わないなあ．

FTCは細胞内の半減期が3TCより長いので，1日1回投与が可能です．もっとも，最近は3TCも1日1回投与ができるようになりましたから，両者の差はほとんどないと言ってもよいと思います．FTCと3TCは概ね同じで交換可能なので，XTCとまとめた略語で称されることもあります．

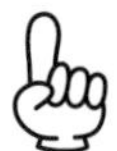

Point

◆ 3TCは古い薬だが，今でも使い勝手がよい．ファーストラインの一つ．FTCもね！

剤形，用法など

エピビルは現在，150 mgと300 mgの2種類の錠剤があります．前述のように，昔はこの薬は1日2回投与だったのですが，今では1日1回投与も可能になりました．エムトリバ®は200 mgのカプセルがあります．

また，合剤としては，

2剤の合剤，

コンビビル（AZT/3TC）として　2錠　分2
エプジコムあるいはラバミコム®（ABC/3TC）として　1日1回1錠
ツルバダ®（TDF/FTC）1日1回1錠
デシコビ®（TAF/FTC）1日1回1錠

の4種類があります．また，

ドウベイト（DTG/3TC）

というINSTIとの合剤があることはすでに説明しました．これはデュアル治療薬で3剤目が必要ありません．AZTとかはあとで説明します．

3剤の合剤は，

ビクタルビ®（BIC/TAF/FTC）
トリーメク（DTG/ABC/3TC）
ゲンボイヤ®（EVG/cobi/TAF/FTC）

といった，INSTIとの合剤があります．これはすでに説明しました．

他にも，

JCOPY 498-11722

シムツーザ®（DRV/cobi/TAF/FTC）

といった，PI との合剤もあります．DRV はダルナビル，cobi はコビシスタットです．コビシスタットは EVG のところで説明しましたね！

また，NNRTI との合剤，

オデフシィ®（RPV/TAF/FTC）

もあります．RPV はリルピビリン，CAB のところで出てきましたね．

まあ，ぼくは一般的に TAF よりも TDF 推しなので，シムツーザ® とかオデフシィ® はすでに他院で出されてて安定している患者さんにしか出していませんけど．ちなみに海外では，

Complera®（RPV/TDF/FTC）
Delstrigo®（DOR/TDF/3TC）
Atripla®（EFV/TDF/FTC）
Symfi®（EFV/TDF/3TC）

という合剤があります．コムプレラ，日本にもあったんですけど，いつの間にかマーケットから消えていましたねー．「手引き」を紐解くと，24 版で消えています．日本の専門家ってほんっとうに TAF が大好きなんですかね．しらんけど．Atripla®，日本にもあったらいいなー，と昔から思っていましたが，EFV 自体が，日本から消えてしまいそうな昨今です（後述）．

3TC も FTC も基本，食事と関係なく飲めます．

相互作用

相互作用的には比較的問題の小さな 3TC/FTC ですが，両者を併用したらいけません．基本（ほとんど）同じ薬ですから．

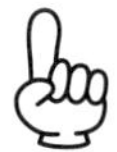

Point

◆ 3TC と FTC を併用しない．

あとは，リバビリンと併用すると乳酸アシドーシスのリスクが高まるかも……というくらいで，相互作用はあまり問題になりません．人気が高いわけです．

副作用

他のNRTI同様,

乳酸アシドーシス

が問題になることがありますが，頻度は低いです．これまた人気の理由.

むしろ，問題となるのは3TC/FTCを「止めたとき」です．抗HBV作用があるため，B型肝炎がフレアアップ（増悪）することがあります．必ずHBVの検査をしておく必要がありますが，長く飲んでいるとついつい忘れることがあります．要注意です.

また，HBV合併例については，3TC/FTC単独で使っていると数年で耐性獲得してしまうリスクが高いです．他に抗HBV効果のある薬と併用することが多いです．したがって，ツルバダ®（TDF/FTC）（など）の使用，となるわけです.

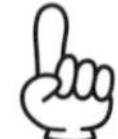

Point

◆ 3TC，FTCを止めるときはHBVに要注意.

◆ HBV共感染例では耐性に要注意．もう一剤抗HBV効果のある薬をかませることを検討.

あとは，膵炎やニューロパチーなど，他のNRTI同様の副作用が見られることがありますが，稀です．妊婦にはカテゴリー C です.

耐性突然変異

欠点フリーのように見える3TC, FTCにも弱点があります．1つの突然変異で耐性化してしまうのです．なんといっても問題なのは，184番です．ここの突然変異（特に）M184Vで，一発で3TC，FTCは耐性獲得です．ついでにアバカビル（ABC）も耐性化します.

さて，話はここでは終わりません.

興味深いことに，M184Vの突然変異があると，他のNRTIの感受性がよくなることがあるのです．ウイルスのフィットネスが上がるとも言います.

ですから，M184Vの突然変異があっても，3TCをそのまま継続し，その他のNRTIの効果を高めようとするプラクティスは行われます．その際は，3TCは「4剤目」として用いるわけです．まあ，ちょっとマニアックな使い方なので専門家と相談して使いましょう.

他にも耐性機序はありますが，覚えるほどではないので割愛！

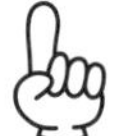

Point

◆ 重要なのはM184V．これ一発で耐性化．でも，継続使用で他のNRTIは使いやすくなる．

あと，3TCは小さいお子さん用の経口懸濁液が研究班から供給を受けることができます．

厚生労働省エイズ治療薬研究班.
https://labo-med.tokyo-med.ac.jp/aidsdrugmhlw/portal
(Accessed 31 August 2023)

使用頻度 A

NRTIの最優等生で，XTCは，ほとんどの患者に使われています．たとえ，耐性を獲得したとしても．

■ アバカビル（ABC）

日本では使いやすい渋い良薬……だったが

アバカビル（ザイアジェン，ABC）は副作用の問題で一時，使用方法でもめたこともありましたが，現在はその立ち位置はわりとしっかりしてきました．が，ドウベイトの登場で，その存在意義は再び危ういものになっているかもしれません．

剤形，用法など

ザイアジェンは300 mg錠です．600 mgを分1または分2でザイアジェンを飲みます．

合剤は，エプジコムあるいはラバミコム®（3TC/ABC）とトリーメク（DTG/3TC/ABC）があります．いずれも1日1回使用です．

相互作用

相互作用はほとんど問題になりません．リバビリンとの併用で若干乳酸アシドーシスのリスクが増す程度です．けっこう使いやすいんですね，ABC.

副作用

とか言っていたら，そうでもありません．副作用の問題がABCには絡みます．

1．過敏症

ABCの過敏症はかなり深刻な問題です．皮疹，発熱，下痢症などが起こります．問題はその後です．再投与を行うと，さらに深刻な過敏症が起き，死に至ることもあるのです．ぼくはニューヨークにいたとき，ABCの再投与で死に至った患者を経験したことがあり，肝を冷やしたことがあります（ぼくが投与したのではなかったのですが，他院で投与されて入院してきました）．発症はこの薬を開始して10日くらいで起きることが多いです．

ABCの過敏症は特定の遺伝子と関連があると考えられています．それがHLA-B*5701です．米国などではABC使用の際にはルーチンでこれを検査するよう奨められています．白人に特に多いのが特徴です（8%程度）．幸い，日本人にはこの遺伝子タイプは稀ですから，比較的心配はしなくてもよいでしょう（0.005%）．

宮崎有紀，楠木靖史，小島裕人，他．日本エイズ学会誌．2017; 19: 24-8.
https://jaids.jp/pdf/2017/20171901/20171901024028.pdf

もっとも，最近は外国の患者さんも日本の外来で治療を受ける時代ですから，要注意は要注意なのですが．中国やベトナムの方で相対的に頻度は高いようです．

過敏症が1回起きてしまえば，再投与は絶対に，絶対に禁忌です．

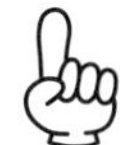

Point

◆ ABC 過敏症には要注意．再投与は絶対にダメ．

2. 心血管系疾患

ABC 投与で心筋梗塞など心血管系の異常が見られやすいという報告がありましたが，そうでもないというデータもあります．もともと日本人は欧米人に比べて心血管系疾患は少なく，この副作用が問題になることは比較的少ないようです．喫煙者や心筋梗塞の既往がある場合などは，使用を避けるかな．

3. その他

HIV のウイルス量が多い場合や CD4 値が低い場合は治療効果が落ちる可能性が示唆されています．ただし，DTG と併用する場合はそうでもなかったとも．

B 型肝炎ウイルス感染がある場合は，ABC は抗 HBV 作用がないために，推奨されません．

まあ，以上の理由からエプジコム（3TC/ABC）ベースの NRTI よりも，ツルバダ®（TDF/FTC）ベースのほうがより優先して用いられやすいです．テノホビルの問題がある場合（後述），副作用が出た場合などにエプジコムやトリーメクの使用を考えます．

耐性突然変異

ABC はチミジン・アナログという種類の NRTI で，TAMs の 41，210，215 番目のアミノ酸変異で他の NRTI の耐性を誘導します．また，Q151M．69 insertion complex も問題です．臨床的には，たくさん突然変異が重ならないと耐性化は起こりづらいと考えられています．

小児用の経口懸濁液は研究班から提供されています．

厚生労働省エイズ治療薬研究班.
https://labo-med.tokyo-med.ac.jp/aidsdrugmhlw/portal
(Accessed 31 August 2023)

使用頻度 C

以前は，エプジコムは，ツルバダ®・ベースに次ぐ 2 番手扱いでしたが，現在はエプジコムを外してドウベイトに移行している人がほとんどです．

ということで，ABC もひょっとしたら早晩，「過去の薬」になってしまうかもしれませんね．

テノホビル（TDF）

NRTI の超重要薬．HBV にも

最重要な NRTI の１つ．TDF と TAF の使い分けは，これからお伝えしますよ〜．

テノホビルには２種類あります．あ，厳密に言うと，もっといろいろあるのですが，ややこしいので，とりあえず２種類．

それは，

テノホビル・ジソプロキシルフマル酸塩　TDF

と

テノホビル・アラフェナミドフマル酸塩　TAF（タフ，と読む）

です．なお，両者を合わせて TXF と読ませることもあります．3TC と FTC を XTC とまとめるようなものですね．

これまで何度も出てきたツルバダ® は TDF ベースの NRTI 合剤です．これとは別にデシコビ® という合剤もあり，こちらは（TAF/FTC）でできています．

なお，TDF 単剤（ビリアード®）というのもあるのですが，これはめったに使いません．あと，さらに言えば，TDF にも TAF にも B 型肝炎専用薬があるのですが（それぞれテノゼット，ベムリディ®），HIV 領域では（たとえ HBV 感染があっても）まず使わないので，面倒くさいから，割愛！（まじで面倒くさい）．

さらに面倒くさいことに，デシコビ® には TAF の用量の違う HT（25 mg）と LT（10 mg）という２種類の薬があります．これはかませる他の抗 HIV 薬に合わせて使い分けるのですが，こういう使い分けは海外ではしていません．日本人，細かすぎ？　細かいとこで正しいより，大雑把に正しくあってほしい，by ケインズ．

いちおう，原則として HT（高用量）を使う，と覚えておいてください．LT（低用量）を必要とするのは，血中濃度を高めるような cobi（EVG とかませて使

JCOPY 498-11722

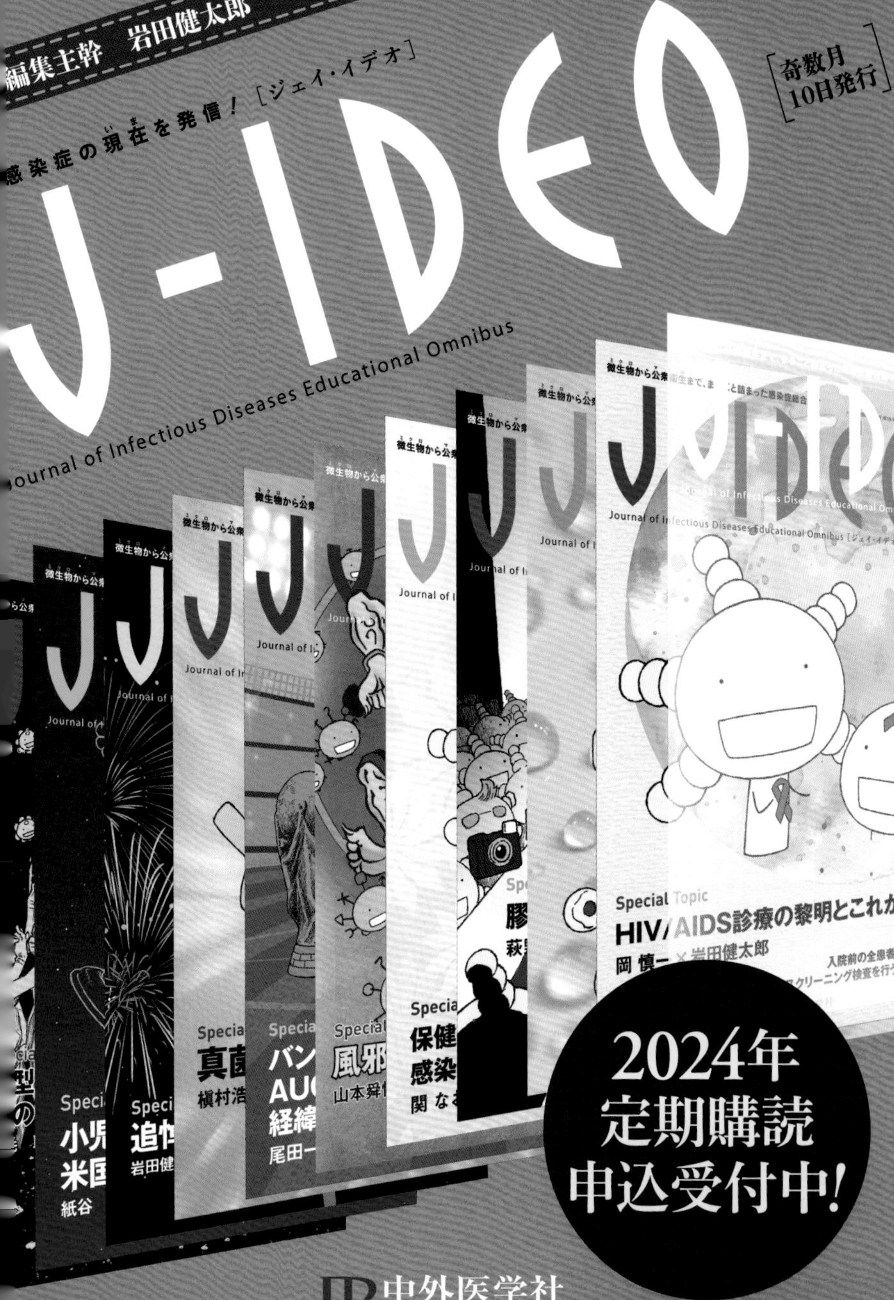

編集主幹　岩田健太郎
感染症の現在を発信！［ジェイ・イデオ］
J-IDEO
Journal of Infectious Diseases Educational Omnibus
［奇数月
10日発行］
Special Topic
HIV/AIDS診療の黎明とこれから
岡 慎一 × 岩田健太郎
2024年
定期購読
申込受付中!
中外医学社
http://www.chugaiigaku.jp/

う，あれ）とか，後述のリトナビルを併用するときとかですが，最近ではあまりこういう使い方はしませんから，気にしない気にしない．例えば，コビシスタットが入っているゲンボイヤ®（EVG/cobi/TAF/FTC）は最初からTAFの量を調整済みで，LTと同じ10 mgが入っています．

とまあ，ややこしい説明をしましたが，話はさらにややこしくなるので，お覚悟あれ．

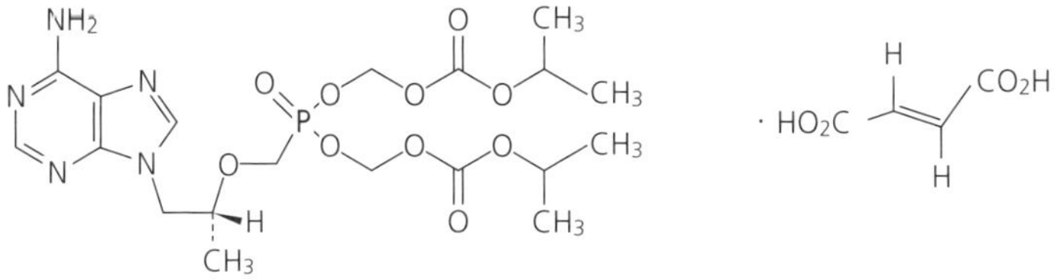

テノホビルは当初，その腎毒性が嫌われて日本ではあまり使われていませんでした（が，ぼくは積極的に使っていました）．しかし，その後ABCの問題やHBV感染の問題も出てきて，ARTの主役級NRTIにカムバックしてきた感があります，日本でも．

で，これをさらに後押ししたのが，TAFの登場です．

TAFはテノホビルのプロドラッグで，体内では要するにTDFと同じなのですが，低用量で投与可能で，細胞内濃度が高まるため，TDF特有の副作用が少ないことが期待されています．また，用量が少ないために剤形が非常に小さくなり，小さい薬が好きな患者さんには朗報でした．

剤形，用法など

ビリアード®は300 mgの錠剤で，

ビリアード®　1日1錠

で使います．ツルバダ®（TDF/FTC）も1日1回1錠．

TAFはデシコビ®（TAF/FTC）として，やはり1日1回1錠です．HIV用のTAF単剤はありません（どうせ使わないので，困りませんが）．

あと，他にも合剤はありますが，それは後ほど．

食事と関係なく内服可能です．

相互作用

TDFは腎機能障害を起こしやすいので，腎障害を起こしやすい薬との併用は(特に添付文書に記載されていなくても)，ためらわれるところです．その点，TAFのほうが腎に対するリスクは小さいです．

TDFは意外に他の薬との相互作用が多い，少々面倒くさい薬です．使用時には面倒くさがらずにepocratesなどで相互作用をチェックすることが大切です．

しかし，TAFになると，TDF以上に相互作用があります．いずれにしても，クレアチニン・クリアランスが15 mL/min未満になるとTAFも使用しないほうがよいとされます．

TAFはP-gp，OATP1B1などの基質となり，CYP3Aの弱い阻害薬です．いろいろな薬との相互作用があり，cobiやリトナビルとの相互作用もあります．カルバマゼピンやガンシクロビルなどとの相互作用があります．

副作用

すでに述べたように，TDFで一番問題になるのは腎障害です．腎のリスクをどのくらい大切にとるか，は難しいところですが，ベースラインで腎機能が悪い，腎毒性の強い薬を使っている（アムホテリシンBなど）場合は，TDFはあまり使いたくありません．TAFについてはこのリスクは軽減されていますが，それでもゼロにはなりません．

腎毒性は，腎機能のみならず，腎からの代謝の阻害として出ることがあります．ぼくらは非常に稀な，尿細管性アシドーシスの症例を経験しました．報告されていない副作用の可能性を常に考えておくことは大事です．あと本症例の教訓として「嘔気，嘔吐」=腸炎など消化器の病気ではない，ということです．中枢神経疾患やアシドーシスなどの代謝障害を必ず鑑別に加えましょう．

Iwata K, Nagata M, Watanabe S, et al. Distal renal tubular acidosis without renal impairment after use of tenofovir: a case report. BMC Pharmacol Toxicol. 2016; 17: 52.
https://www.ncbi.nlm.nih.gov/pmc/articles/PMC5116856/

骨代謝の問題もあり，骨粗鬆症のある場合はTDFは使わないほうがよいでしょう．この点でも，TAFはリスクが減っています．

じゃ，TAFのほうがいいじゃん，と思うのは早計で，TAFは脂質異常のリスクが高まるといわれています．あと，体重増加リスクが増すことが最近わかってきました．やはり体重増加が問題となるBICとの併用，すなわちビクタルビ®の弱点のひとつです．

Mallon PW, Brunet L, Hsu RK, et al. Weight gain before and after switch from TDF to TAF in a U. S. cohort study. J Int AIDS Soc. 2021; 24: e25702.

NRTI共通の乳酸アシドーシス，膵炎なども報告があるようです．

妊婦にはカテゴリー B です．

3TC同様，TDF・TAFにはHBVに効果があります．

逆に，こうした薬を急にやめてしまうことで，HBVの再活性化が問題になることがあります．HBV感染は生涯忘れてはいけない，大事な既往歴なのです．

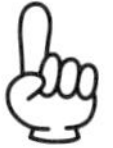

Point

- TDFは腎障害に要注意．
- HBV共感染にも要注意．
- TAFは体重増加，相互作用が要注意．

耐性突然変異

TDF，TAFともに65R，41 L，210 Wなどの耐性誘導が有名です．他のNRTIと異なり，Q151Mには安定だと考えられています．184 Vではむしろ感受性が増すので，3TC耐性で効果が増します．

使用頻度

TDF A
TAF B

多くの日本の医師と異なり，イワタはいまでもTDFを優先させます．

TDFには腎と骨，TAFには体重増加，脂質と相互作用というそれぞれ異なる欠点があります．あと，TAFの入ったデシコビ®は小さいのが取り柄です．が，細胞内濃度が非常に高いTAFは，それ自体が仇になって，長期的な細胞障害などを起こしてしまうかもしれません．ぼくの場合は，有効性が引き分け，（既知の）副作用がとんとんなら，古い薬を優先させます．未知のリスクに備えるためです．

前述のようにTDFよりもTAFがよい，とは国際社会も必ずしも考えているわけではありません．ヨーロッパでも米国でもTDFとTAFは同等の価値を持っていると考えられています．

とくに米国ではTDFのジェネリックが出ているため，価格差が生じているのも特徴です．日本では当初，ツルバダ®とデシコビ®は同価格でしたが，気づけば両薬に価格差がついています．

ツルバダ®　2,509円
デシコビ®LT　2,781.1円
デシコビ®HT　3,991.5円

https://www.kegg.jp/medicus-bin/similar_product?kegg_drug=DG03107

ジドブジン（AZT）など，その他のNRTI

歴史のお勉強として……

ジドブジン（レトロビル，AZT）の開発者の一人が日本人でして，熊本大学の満屋裕明先生です．満屋先生がAZTを開発したときの苦労話，秘話は「闘う！ウイルス・バスターズ　最先端医学からの挑戦」（朝日新書）という本に紹介されています．お奨めです．しかし，AZTなどの古いNRTIは（3TCを除けば）実臨床では，もはや歴史的な役割を終えたので，本書ではバッサリ割愛します．

もちろん，コンビビル（AZT/3TC）は合併症が起きず患者が内服を続けられているかぎり，決して悪い薬ではありません．しかし，いろいろな理由で少しずつコンビビルを使用する患者は減り続けています．ぼくの外来でみてる患者では，AZTが原因と推察される糖尿病を発症してコンビビルを中止した患者さんがいました．

Iwata K, Ogawa W. Reversible diabetes mellitus induced by use of, and improved after discontinuation of, the antiretroviral medication zidovudine: a case report. J Med Case Rep. 2017 Jun 14; 11（1）: 157.

ただし，現在でもぼくの外来ではコンビビルを内服しながら通院している患者さんはいます．CD4 は 600 以上でウイルスは検出感度以下で，合併症もなく元気でなんの問題もありません．まあ，そういうことです．

昔は NRTI はたくさんありましたが，副作用が多いので近年は激減しました．ABC もいずれなくなるのかなー．ややこしかったよねー，ddI とか ddC とか d4T とか（遠い目）．

そうそう，AZT は妊娠女性の感染者から胎児への垂直感染予防薬として注射薬を用います．研究班から注射薬は供給を受けることができます．これ，とても大事です．陣痛から 2 mg/kg を投与し，その後，分娩まで 1 mg/kg/時間で持続点滴します．計画的帝王切開の場合は術前 3 時間前から点滴を開始します．出産後は曝露後予防として，リスクが低い児には AZT を 4 週間，リスクが高い場合は，AZT/3TC/RAL か，RAL の代わりに NNRTI のネビラピンを用います．

厚生労働省エイズ治療薬研究班.
https://labo-med.tokyo-med.ac.jp/aidsdrugmhlw/portal
（Accessed 31 August 2023）

3 NNRTI

さて，お疲れさまです．ようやく NNRTI まで来ました．

NNRTI はキードラッグとして重宝していましたが，INSTI の登場で，その存在理由（レゾンデートル）を概ね失ってしまいました．新規の治療薬としてわざわざ使うこともあまりありませんが，ときどき例外的に使うこともあります．使用頻度の高い順に紹介していきます．

エファビレンツ（EFV）

NNRTI の王者，ストックリン®……だったが

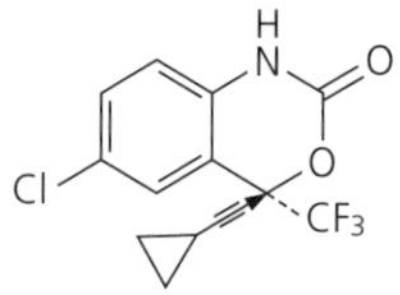

エファビレンツ（ストックリン®，EFV）は長い間，ファーストラインのキードラッグで現在もその効果は非常に高く，臨床データも最も多いです．

長い ART の開発の歴史において EFV に「勝った」薬は存在しません．せいぜい非劣性がよいところです．そういう意味では，キードラッグの基準薬とすら呼べましょう．

が，安全で効果的な INSTI の登場によって，EFV の使用頻度は激減しました．ぼくも新規患者で出すことはほとんどなくなりました．前述の理由で，半減期の長いこの薬を「週 1 回くらい忘れる」という患者にあえて使うことはありますが．

あと，DTG もそうですが，女性には基本的に処方しません．EFV の胎児への効果はいろいろ議論があるところですが，確実に安全，というほど議論の決着はついていません．EFV が妊婦（および胎児）に安全ではない，と断言するほどではありませんが，少なくともベターな代替薬がある以上，あえて使って未知のリスクをおかす必要はないと思います．

Ford N, Mofenson L, Shubber Z, et al. Safety of efavirenz in the first trimester of pregnancy: an updated systematic review and meta-analysis. AIDS. 2014 Mar; 28 Suppl 2: S123-131.

Veroniki AA, Antony J, Straus SE, et al. Comparative safety and effectiveness of perinatal antiretroviral therapies for HIV-infected women and their children: Systematic review and network meta-analysis including different study designs. PLoS ONE. 2018; 13（6）: e0198447.

EFV など，NNRTI の作用機序は，核酸アナログではない形で逆転写酵素を阻害し，HIV 遺伝子の逆転写（RNA ⟶ DNA）を阻害します．日本では稀ですが，HIV-2 には効かないので要注意です．これは NNRTI 共通の特徴です．

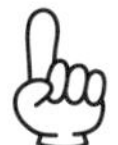

Point

◆ NNRTI は HIV-2 には効果なし．

EFV は血中半減期が 40〜55 時間ととても長いのが特徴です．

これは欠点でもあり，長所ともなります．

欠点としては，何かの理由で患者さんが ART を中断しなければならないとき（例えば手術とか），NRTI と一緒に EFV も止めてしまうと，EFV「だけ」が血中に残ってしまいます．事実上単剤投与になるので，耐性のリスクが懸念されるのです．だから，もし EFV ベースの ART を中止するときは，EFV だけ 1，2 週間早めに止める……などの工夫が考えられています．緊急時などはそううまくいかないときもあるのですが．始めるのは簡単だが，止めるのは……

逆に，ときどき飲み忘れても体内に持続するため，ART の失敗が起きにくいとも言われています．これはすでに指摘したとおり．

BREATHER（PENTA 16）Trial Group. Weekends-off efavirenz-based antiretroviral therapy in HIV-infected children, adolescents, and young adults（BREATHER）: a randomised, open-label, non-inferiority, phase 2/3 trial. Lancet HIV. 2016; 3（9）: e421-30.

もうひとつ，EFV の血中濃度がものすごく高くなってしまう人がいることが知られています．チトクローム P450 の 2B6 遺伝子（CYP2B6）の 516TT という多型を持つ人に多く，日本人に比較的多いと言われています．

剤形，用法など

ストックリン® は 600 mg 製剤があります．前述のように海外では NRTI との合剤もあります．

ストックリン®　600 mg 分 1

で飲みます．かつて，日本では「食事に関係なく」内服させていましたが，現在の「手引き」では，空腹時に飲むように，と書かれています．食事と一緒に内服すると中枢神経毒性が増すと言われます．

また，EFV は寝る前に飲んだほうが副作用が出にくいです．朝飲んでいけない…というわけではありません．要は患者さんが OK だったらよいのです．

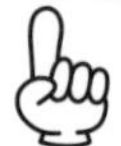

Point

◆ EFV は寝る前に空腹状態で飲む．

エファビレンツの催奇形性の議論は続いています．稀なので，コストを考えれば途上国などでは使ってもよいと思いますが，ぼくは女性患者には出しません（妊娠希望や予定がなくても，妊娠する人はたくさんいます）．

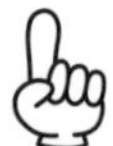

Point

◆ EFV は女性には避けたほうがよい．

相互作用

チトクローム P4503A4 を誘導し，他の薬の血中濃度を下げてしまいます．昔は PI との併用などで苦労しましたが，NNRTI も PI も使用頻度が激減した現在ではそういう使い方をする患者は激減しました．もし，そういう使い方をする場合は必ずスマホのアプリとかでチェックしましょう．

副作用

一番問題になるのは中枢神経系の副作用です．「強烈にリアルな夢を見る」ことが多いです．ただ，わりと慣れてしまう患者さんも多いので，まずはためしてみることです．ベースに精神疾患のある患者に EFV はあまり使いたくありません．

EFV は自殺のリスクを高めるという研究もあります．が，人種別に見ると，このリスクが高まるのは白人だけでした．

Mollan KR, Tierney C, Hellwege JN, et al. Race/ethnicity and the pharmacogenetics of reported suicidality with efavirenz among clinical trials participants. J Infect Dis.

2017 Sep 1; 216 (5): 554-64.

また，中枢神経系のリスク（および自殺のリスク）としてはDTGとどっこいどっこい，というのが最新のメタ分析の教えるところです．

Hill AM, Mitchell N, Hughes S, et al. Risks of cardiovascular or central nervous system adverse events and immune reconstitution inflammatory syndrome, for dolutegravir versus other antiretrovirals: meta-analysis of randomized trials. Curr Opin HIV AIDS. 2018; 13 (2): 102-11.

HANDなどのHIV感染に伴う認知機能障害にEFVを用いるかどうかは，意見の分かれるところです（177ページ参照）．

あとは皮疹，肝障害などの副作用が知られています．

耐性突然変異

NNRTIは耐性メカニズムを共有していることが多く，一つのNNRTIに耐性化すると他のNNRTIも使えなくなります(例外あり)．103番が有名です(K103N)．不思議なことに，NNRTIの耐性はチミジンアナログ（AZTやd4T）の感受性を高める効果があるようです．181番がそうです．が，今となっては歴史的な意味しかないトリビアな知識かなー．

使用頻度 A……でした．

今でもぼくの外来では一番使っています．一回安定したら，変える理由がほとんどありません．アドヒアランスがよければ耐性も問題にならないし．ただ，初回治療で使う理由はほとんどなくなりました．

ところで，日本ではストックリン®が販売終了になると聞いています．あらー．仕方がないので，ストックリン®出していた患者さんは順次，RALに切り替えています．なんだかなー．

EFVは数々の新薬とガチンコで「非劣性試験」の対照となってきました．前述のように負けなしの抗HIV薬です．ここで，「非劣性試験」の「本質」についてコメントしておきます．これは感染症専門誌「J-IDEO」の連載用の原稿を引用したもので，ここで引用する次第．内容は古いし，本書の他の部分と重複しているところも多いのですが，「非劣性」の「本質」を理解する，という観点からそのままにして出します．

非劣性化

非劣性試験（non-inferior trial）というものがある．臨床試験デザインのひとつだが，なかなか理解は難しい．非劣性，という考え方がそもそもわかりづらい．理解が難しいと言われる（よってベイズ統計学が注目されるのだが）帰無仮説よりもわかりにくい．非劣性ではない（not non-inferior）とか言われると今でも混乱する．二重否定すんな，って昔教わらなかったか．

「非劣性ってなにそれ，食べられるの？」という方には山本舜悟先生の，その名もズバリの「感染症医のための非劣性試験の読み方」という論説が IDATEN の KANSEN Journal に掲載されているので，そちらを参照されたい（http://www.theidaten.jp/journal_cont/20140826J-51-1.htm）．もちろん，医師のみならず，感染症関係者すべてが読んでも勉強になるし，役に立つと思う．

山本先生がすでに秀逸な解説をされているなかで，ぼくがやりたいのは，非劣性試験の解説などという無謀な試みではない．そういう，危ういことをやるとあちこちの臨床研究のプロたちから集中砲火を浴びて蜂の巣になってしまう，まじで．

本稿でやりたいのは，やはり「本質」の話である．つまりは，非劣性試験というデザインの本質．

なんといっても，感染症領域では非劣性試験が多いのである．

理由は簡単だ．それは，21 世紀の現在においては，細菌感染症であれ，ウイルス感染であれ，治療戦略は基本的に「完成している」からだ．

非劣性試験の最大の特徴は，対照群に「プラセボ」を提供しないことにある．

プラセボとの比較が正当化できるのは，標準的で，完成された治療法が存在しないような疾患に対してだ．たとえば，認知症（もっとも，最近読んだなかではマイベストな医学書，小田陽彦先生の「科学的認知症診療 5 Lessons」（シーニュ），によると，「認知症」は診断名ではないそうだが，まあ，ここでは，それはよい）．たとえば，線維筋痛症．たとえば，過敏性腸症候群（IBS）．こういった疾患には「これ」という完成した治療法が存在しない．よって，プラセボ群との比較は正当化される．

しかし，細菌感染症における治療戦略は「抗菌薬」であり，この点ではほとんど完成されている.

もちろん，例外は多々ある．たとえば，多くの急性中耳炎や小規模の皮膚軟部組織感染ならば抗菌薬なしでも治ってしまうのが普通だ．が，われわれが取っ組み合うメジャーな細菌感染症のほとんどは，抗菌薬こそが治療戦略の骨幹だ.

治療戦略の進歩やリファインメントにおいて一番ホットな領域のひとつが，「敗血症」である.

ステロイドは使うか，使わないか．輸液はどんなにすべきか．昇圧剤は何をどのくらい使うか．非常に熱い議論が展開され，臨床試験が雨後の筍のように次から次へと発表される．しかし，逆に言えば敗血症治療におけるステロイドや輸液や昇圧剤や呼吸管理などは，いまだ完成型のない発展途上なトピックなのだ（だから，議論が熱くなる)．敗血症性ショックにステロイドを使うか，否かについては熱い議論が展開されるが，敗血症性ショックに抗菌薬を使うか，否かの議論は起きない．要するに敗血症においても抗菌薬こそが治療の根幹なのであり，そこは揺るがないスタンダードなのであり，よって熱い議論すら起きようがないのである.

細菌感染症に比べると，ウイルス感染においては，まだ「完成型」というものがきっちりはしていない．細胞内感染するウイルスに効果的，かつ安全な治療薬の開発は，細菌感染治療薬に比べると本質的に困難なためだ.

しかし，そのような高いハードルすら，近年では乗り越えられようとしつつある.

典型例は，HIV 感染だ．HIV については，複数の抗ウイルス薬を併用する高レトロウイルス療法（ART）が「完成された」治療法だ．それが完成されたのはもう 20 年近くも前で，1990 年代後半のことだ．要するに，コンビビル（AZT，3TC）(あるいはツルバダ® =テノホビル・エムトリシタビン）とカレトラ®（ロピナビル・リトナビル）あるいはストックリン®（エファビレンツ）の段階で，HIV/AIDS 治療は完成したのである.

その証拠に，その後数多くの HIV レジメンが開発されてきたが，それはすべて非劣性試験による「非劣性」の繰り返しである.

ぼくが「抗 HIV/エイズ薬の考えかた，使い方，そして飲み方」(中外医学社）を出したのは 2011 年のことである．流石に古すぎるので，そろそろ改訂版を出さねばならぬと編集部からせっつかれているのだが（すみません)，実は「考えかた」そのものは 2011 年以来まったく変わっていない．いや，1996 年くらいから変わっていない．戦略的にはコンビビル・カレトラ®がやっていることを，モダンな現在のARTもやっているだけなのである．ただ，錠数（ピル・バーデン）が少なくなったり，副作用が減ったり，そういう他のアドバンテージが加味されてきただけなのである．

もっとも，新薬だからベターな薬というのも短見である．新薬のほうが古い薬よりも副作用が少なく，安全性が高いというのは必ずしも正しくない．それどころか，「優等生」ばかりを集めた第Ⅲ相試験まででは，腎機能や肝機能が悪い患者，アドヒアランスが悪い患者，併用薬が多い患者，基礎疾患のある患者などでの有効性や安全性は担保されない．

特殊な患者，たとえば妊婦における推奨薬は新薬とはならない．DHHSが推奨する（AI）ARTレジメンでもBictegravirやドルテグラビルは妊婦では禁忌である．特に後者は新生児の神経管欠損症のリスクが指摘されており，これは本薬承認時には知られていなかったリスクだ．そして推奨薬はABC/3TCやTDF/FTC，ATV/r，DRV/rあるいはRALという古い，そして保守的なレジメンなのだ．

話を戻すが，要するにHIV/エイズの治療薬は90年代に「完成」されている．だから，新薬の臨床試験は常に非劣性試験にせざるを得ない．そして，90年代のレジメンに本当の意味で「勝った」新薬はない．革命的なART以上の「なにか」が開発されない限り，HIV/エイズの治療に関連した臨床試験は非劣性試験であり続けるだろう．

HIV以上に「完成された」と目されるのはC型肝炎ウイルス（HCV）に対するDAAだ．

HIV感染に「治癒」はないと考えられているが，HCV感染は治癒する．ほとんど治癒する．このへんはJ-IDEOの松尾裕央先生の連載をご覧いただきたい．DAAもたくさんの薬がたくさんの病態やステージに対して開発され，吟味されているが，やはり非劣性試験の連鎖になるのは構造上明らかだ．

HIVやHCVほどではないが，B型肝炎ウイルス（HBV）やヘルペス属のウイルスにも特定の抗ウイルス薬がある．よって，アメナメビルのような新しい抗ウイルス薬の臨床試験も非劣性試験のデザインとなる．詳しくは拙著，「抗菌薬の考え方，使い方 ver. 4」を読んでくだされ．

というわけで，長々と感染症関係の臨床試験は非劣性試験になりやすい，という話をしてきた．感染症のプロになる，プロであるためには非劣性試験の理解は必要不可欠ということだ．

さ，そこで非劣性試験の「本質」の問題である．

ぼくが考えるにですね，非劣性試験，というのは臨床研究デザイン上の一つの「失敗」なんじゃないか，と思うのだ．えー，ここまで引っ張っといて，それかよ．

非劣性試験の科学性を担保するキモは，非劣性マージンを根拠とするサンプルサイズ計算である．

ところが，この非劣性マージンの設定そのものが問題ありありなのである．

そもそも非劣性試験の存在根拠（レゾンデートル）は，後発の，特別なアドバンテージを持つある治療が，先発の「その」アドバンテージを持たない治療と比較してどうよ，という命題が生じた場合にある．アドバンテージというのは，たとえばコストだったり，飲みやすさだったり，副作用の少なさだったりする．

もっとも，現在の非劣性試験の多くは，アドバンテージがあろうがなかろうが，新薬の吟味のためにとりあえず非劣性やっとけや，っとなっている場合も多いのだけれど．だいたい，新薬はたいていコスト的には不利だし，不明な副作用のリスクは高いし，本質的に非劣性試験とは相性が悪いのだ．

さて，というわけで，非劣性試験で吟味される治療には，なんらかの既存の標準治療に対するアドバンテージが必須である．必須であるべきだ．

では，そのアドバンテージがしっかりしたアドバンテージであり，医療者や患者にとって大きな価値を持つのであれば，非劣性であろうが劣性であろうが関係ない，とぼくは思うのだ．

ルイ・ヴィトンのバッグがなぜあんなに値段が高いのかというと（買ったことがないので，適当に言っていますが），既存のその他のバッグとの価格差を物ともしないアドバンテージがあるからだ．ここでは価格の違いが「非劣性」である必要はないのである．

典型的な例を挙げる．急性虫垂炎だ．

急性虫垂炎を手術せずに「抗菌薬で散らす」という方策は昔から試みられてきた．で，「非劣性試験」では，虫垂切除術と比較して，抗菌薬治療は「非・非劣性（not non-inferior）だったのである．しかし，アウトカムであった 30 日後の合併症（腹膜炎）の発症率は抗菌薬群で 8%，虫垂切除群で 2%だったのである．

Vons C, Barry C, Maitre S, Pautrat K, Leconte M, Costaglioli B, et al. Amoxicillin plus clavulanic acid versus appendicectomy for treatment of acute uncomplicated appendicitis: an open-label, non-inferiority, randomised controlled trial. Lancet. 2011

May 7; 377（9777）: 1573–9.

なるほど，急性虫垂炎治療では抗菌薬治療よりも手術のほうがベターである．しかし，抗菌薬群でも 92%もうまくいくのである．患者さんの中には「そんなにうまくいくのであれば，私は手術は怖いから嫌だ」という人だっているのではなかろうか．

そう，非劣性マージンを決めるのは医者でも研究者でもない．本来，その価値（マージン）を決定するのは患者であるべきだ．しかも，それは患者の平均値であってはならない．たとえ，99%の患者が「手術がよい」と判断したとしても，「その」,「眼の前の」患者の価値観は「手術は絶対に嫌」かもしれないのだから．

そう，非劣性マージンを事前に研究者目線で設定するのは，研究の精度や学問的なテクを高めるには有用だが，あまり臨床的とは言えないのだ．そして，われわれは断固として臨床的であり続けるべきではないのだろうか．ぼくが非劣性試験をその設計（デザイン）において「失敗している」と考えるのはそのためだ．

そこで，大事になるのはエフェクトサイズである．

要するに先行品と「どのくらい差があるか」という程度問題だけ検証すればよいのであって，その差が（その患者に）許容できさえすれば，それで後発品は使う価値がある．事前に定めた非劣性マージンも統計的な有意差の有無も関係ない．大事なのはエフェクトサイズはどのくらいか．その差が患者に許容できる差か．そして，その差が生じる可能性のまぐれの可能性（サンプルサイズ）の吟味である．

というわけで，非劣性か否かのあの面倒くさい検証作業そのものが，やたら詐欺的な行為だとぼくは思うのだ．これはきわめてマルクス的なというか，あるいはアダム・スミスでもなんでもいいけど，「等価交換」の問題なのだ．

あ，ジョジョというべきだったか．

………………………………………………………………………………………

久しぶりにこの文章を読み直して，気づいたことを一つ申し上げてよいですか．ヴィトンの小旅行用のバッグを買いました(笑)．中古ですけど．新型コロナで泊まりの出張がほぼ皆無になり，まったく使ってませんが（涙）.

リルピビリン（RPV）

立ち位置はっきりしない……と思いきや??

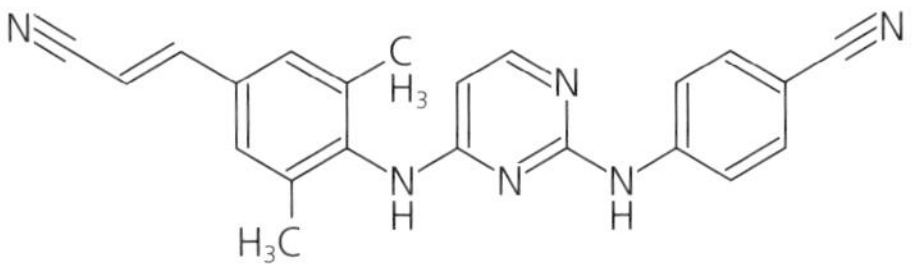

リルピビリン（エジュラント®，RPV）は比較的新しいNNRTIです．TAF/FTCとともにオデフシィ®という合剤があります．あと，DTG/RPV（ジャルカ）があることも前述しました．

TDF/FTCとともにコムプレラ®という合剤もありましたが，日本では販売中止になりました．エファビレンツ同様，1日1回投与が可能で，合剤なら1錠投与も可能です．

ただし，INSTIの登場，普及でこちらも立ち位置がはっきりしなくなってきました．というのは，リルピビリンは治療経験のない初回治療に本来適応があるのですが，その初回治療の推奨薬からNNRTIが外されてしまったからです．うーん，居場所を失ったって感じです．

リルピビリンは少し古いNNRTIのエトラビリン（インテレンス®）と構造が似ており，エトラビリンの次世代型というべきNNRTIです．エトラビリンがそうであったようにリルピビリンも抗ウイルス作用がそれほど強くなく，ウイルス量10万コピー/mL以上の患者では推奨されません．

剤形，用法など

エジュラント®　25 mg錠を1日1回
オデフシィ®　1日1回1錠

食事中あるいは食直後に内服します．ここはEFVとの違い．

リルピビリンは腎機能が悪くても通常量使えます．が，オデフシィ®のような，腎毒性リスクがあるNRTIとは使えません．

相互作用

NNRTIなので，他のPIとかとの相互作用が問題で量調節が必要でしたが，

NNRTIとPIの併用なんて最近はほとんどしませんから，これはあまり問題にならなくなりました．あとはマクロライド系抗菌薬とかオメプラゾールなどのPPIなどと相互作用があります．PPIとの併用はできません．必ずチェックしましょう．とくにQT延長を起こす可能性がある薬の相互作用が多いので要注意です．

副作用

副作用的には優等生で，EFVよりも全般に少ないです．ときどき体内の脂肪分布がおかしくなる，リポジストロフィーのような症状がでることがあるそうです．あとはQT延長のような不整脈などが知られています．

皮疹も多いです．重症な中毒性表皮壊死症（TEN）やStevens-Johnson症候群に至ることもあるので要注意です．ABC同様，再投与はしないほうがよいでしょう．過去にNVPが処方されていないか，必ず確認しましょう．

耐性突然変異

EFVとそう大きく変わりません．181番などで薬剤耐性を取られてしまいます．

妊娠カテゴリーは B で，特に催奇形性などは報告されていません．

基本的には，EFVベースのレジメンで耐性が問題になっていないとき，CD4が上がり，ウイルス量が減ったときの「スイッチ」としてよいオプションだったみたいですが，ぼくはできるだけ薬を変えない派なので，そういうこともあってこの薬はほとんど使ったことがありません．INSTIの登場で，その役割も限定的になりました．PPIと併用できないとか，相互作用的にはいろいろ面倒です．

使用頻度　C

ほとんど使いませんし，今後も使いみちはあまりないでしょう……

と，思いきや．まさか注射薬になってINSTIのCABと併用という復活を遂げるとは思ってもいませんでした（前述）．すごすぎるカムバックです．

ドラビリン（DOR） ピフェルトロ®

新しいNNRTI. ポジションは得られるか？

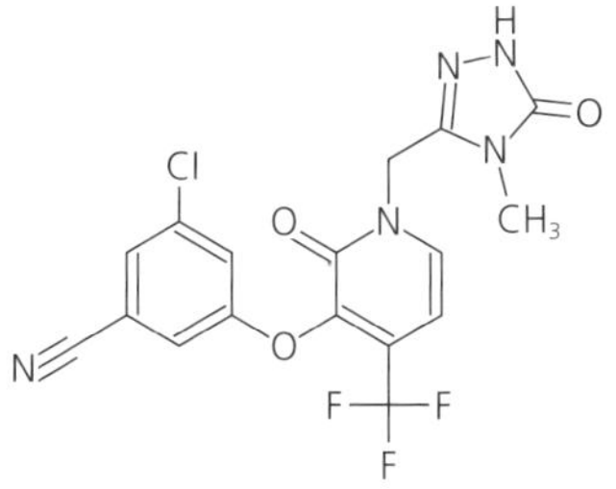

剤形，用法など

ドラビリンは新しいNNRTIです．100 mg錠を1日1回1錠で内服します．食事と関係なく内服可能です．海外では，DOR/3TC/TDFで合剤が出ています(Delstrigo®)．日本で出ていないのは，TDFが嫌われているからか？（邪推）

相互作用

CYP3A4/5の基質で，CYP誘導体と併用するとDORの濃度が下がります．リファブチンと併用する場合は200 mg/日で用います．

副作用

エファビレンツ同様,「変な夢」を見るそうですが，頻度は低いとされます．めまいも報告されています．ネットワーク・メタ分析ではEFVよりも副作用が少ないことが示されました．

Zhang K, Zhang Y, Zhou J, et al. Comparison of the efficacy and safety of a doravirine-based, three-drug regimen in treatment-naïve hiv-1 positive adults: A Bayesian network meta-analysis. Front Pharmacol. 2022; 13: 676831.

耐性突然変異

K103N, Y181C, G190A, and K103N＋Y181Cがあっても活性が保たれており，これがエファビレンツの欠点を凌駕しています．「耐性の出にくいNNRTI」といってよいと思います．

使用頻度 C あるいは B

端的に言えば，DORはEFVの持っていた欠点を概ね凌駕した薬です．剤形，副作用，薬剤耐性．全てにおいてバージョンアップされた「シン・エファビレンツ」といったところでしょうか．自分でも何言ってるのかよくわかりませんが(笑).

しかし．すでにINSTIが出てしまっている以上，戦う相手はEFVではないのです．INSTIなのです．DORは「いい薬なんだけど，ポジショニングが……」の好例だと思いますね．iPodの問題点をすべて凌駕して，新しいオーディオプレイヤー作ったーっと思ったら，スマホが出ていた，って感じです（伝わるか？）．

というわけで，ぼくはDORは1例出しているかな？　他院からの紹介患者さんだけですね．とはいえ，DORベースのレジメンは，EACSではファーストラインに入っています．お薬としてはやはり優等生なのです．薬物相互作用の問題はあるものの，それをいうならDTGやBICにだってあるわけで．

DOR自体は優れた薬なので，なんか，ポジショニングがあるといいんですけどね．

とか言ってたら，最近，INSTI（RAL）で皮疹がでた患者さんがいてこれに替えました．ナルホド，こういう使い方があった!!

他にもNNRTIにはエトラビリン（ETR，インテレンス®）とかネビラピン(NVP，ビラミューン®）とかありますが，もはやこうした薬を使う根拠はないので割愛です．一つだけ言っておけば，ネビラピンは新生児のHIV感染者あるいは疑い患者に経口懸濁液として用いることが可能です．ただし，それもラルテグラビル（RAL）のほうが優先されますが．ビラミューン®，研修医時代は本当にお世話になりましたけどね．

JCOPY 498-11722

4 プロテアーゼ阻害薬（PI）

ダルナビル（DRV）

唯一生き延びたPI

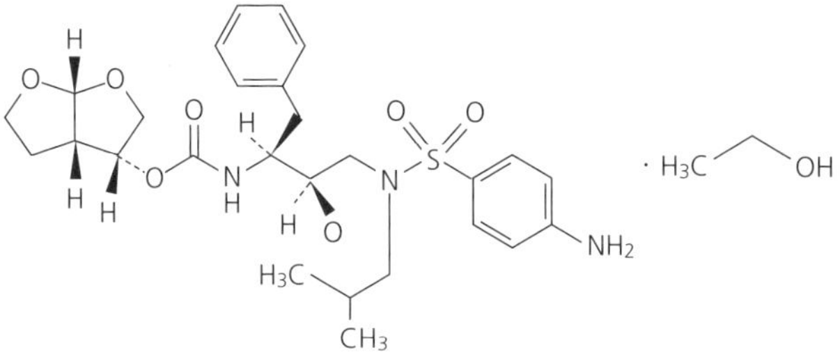

ダルナビル（プリジスタ®，プリジスタナイーブ®，DRV）は比較的新しいPIです．数あるPIの中でも一番耐性をとりにくいのと，副作用上の問題も少ないために，現在はほぼ唯一生き残っているPIといえます．他のはまあ，全滅ってことです．

DRVは初回治療用の800 mg製剤と治療経験者用の600 mg製剤の商品名が違っていました．前者がプリジスタナイーブ®，後者がプリジスタ®です．治療経験者は投与量が増えて，600 mgにリトナビル100 mgを加え，1日2回投与になります．が，どうやら，プリジスタナイーブ®は販売中止になるようです．

コビシスタットとの合剤，プレジコビックス®という薬もあります．

剤形，用法など

プレジコビックス®（DRV 800 mg，cobi 150 mg） 1日1回1錠

DRVは食事中，もしくは食直後に服用します．これ，大事です

腎機能低下時には量調節は基本必要ないようです．

妊婦にはカテゴリー C，授乳は禁忌です．

相互作用

チトクロームP4503A4を阻害するのが問題です．おまけにリトナビルあるいはコビシスタットの作用も絡みます．相互作用を起こす薬はたくさんあるので必ず，Lexicomp® などで相互作用はチェックする必要があります．

副作用

通常のPIの副作用に加え，重症の皮疹，中毒性表皮壊死融解症（TEN），Stevens-Johnson症候群が問題になることがあります．スルホンアミドが入っており，これは過去のPIベースの，ホスアンプレナビルやティプラナビルと同様で，サルファアレルギーのある患者では使いにくいです．重篤な肝炎も報告されており，肝炎ウイルス感染が合併しているときはやや使いにくい薬です．

ただ，全体的には他のPIに比べると副作用は少ないようです．とはいえ，脂質異常症や腎結石などは起こりえます．

耐性突然変異

既に述べたように他のPIが耐性化しても感受性が保たれることが多いです．3つ以上の突然変異があると治療効果が落ちるとされます．

使用頻度　B

ときどき使っていますが，患者の高齢化と長期使用ということを考えると，新規患者には使いにくい薬です．

他にもたくさんのPIがありますが，正直DRV/cobiだけで十分だと思います．DRVが使えなくて，他のPIが使える，というシナリオも思いつきません．海外ではアタザナビル/リトナビル/3TCの事実上のdual therapyのエビデンスがあり，コストを低くしたまま有効なARTとして使えるかも……という話もありましたが，ここでもINSTIの入ったデュアル治療が標準治療に実装化されてしまいました．というか，校正時点（2023年6月）でそのアタザナビル（レイアタッツ®）も販売停止です．時代は動く……．PIもNNRTIも概ね，INSTIに全部，蹂躙されてしまった感があります．マジンガーZの最終回を見る思いです．なんのこっちゃ．

Lombardi F, Belmonti S, Quiros-Roldan E, et al. Evolution of blood-associated HIV-1 DNA levels after 48 weeks of switching to atazanavir/ritonavir＋lamivudine dual therapy versus continuing triple therapy in the randomized AtLaS-M trial. J Antimicrob Chemother. 2017; 72（7）: 2055-9.

ただ，将来的にCABによる曝露前予防，PrEPが日本でも普及し，INSTI耐性のHIVが出てきたら，DRVが奇跡の復活を果たすかもしれません．DRV，まだだ，まだ終わらんよ．たぶん．

PIには他にもホスアンプレナビル（FPV，レクシヴァ），ロピナビル/リトナビル（LPV/r，カレトラ®）が日本では使われています．ぼくも既存の患者さんにはこれらのPIをまだ使っていますが，いずれも1名ずつ程度です．カレトラ®はまさかの新型コロナウイルス感染治療薬？として一時期注目されましたが，抗HIV薬はいずれも新型コロナには効果は期待できません．海外では，アタザナビルにコビシスタットの入ったEvotaz®があるようです．

5　CCR5阻害薬

これも現在では1種類しかありません．マラビロクです．

マラビロク（MVC）

なかなか使う機会はありませんが，今後もあまり使う機会がなさそうです．

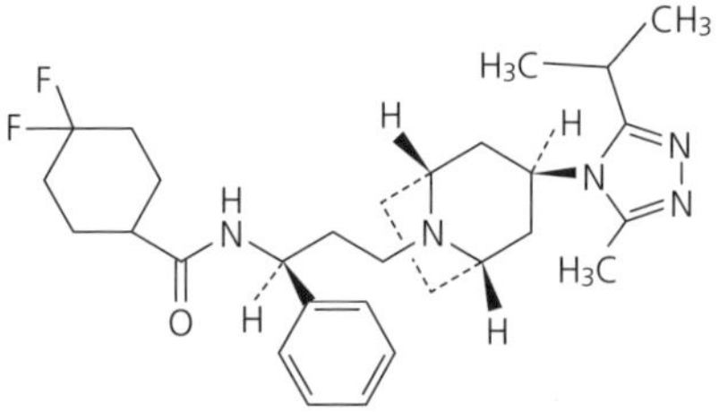

マラビロク（シーエルセントリ，MVC）はこれまた全く新しいタイプの抗HIV薬です．しっかし変な商品名！　英語の商品名はSelzentry® なのですが，これを見ると，なんかのエントリーに作用するんだな，というイメージがわきます．シーエルセントリだとなんのイメージもわかんなあ．

MVCをどのように使うのか，まだ定見はないようです．キードラッグとして耐性ウイルスに用いるという手もあるでしょう．CD4を高めやすいという研究もあり，免疫の失敗（immunological failure）のあるときに「4剤目」として用いるというアイディアもありましたが，現在ではこのようなプラクティスは否定されており，ガイドラインでも推奨されていません．

作用機序

HIVが感染するとき，CD4以外の受容体が必要です．これをケモカイン受容体といいます．ケモカイン受容体には実は2種類あります．それぞれCCR5，CXCR4といいます．HIVはCD4だけでなく，これらのケモカイン受容体に結合することで細胞内に入っていきます．逆に言えば，ここをブロックすれば感染を防ぐことができます．このCCR5のところでブロックするのがCCR5阻害薬です．

HIV には CCR5 だけを使って細胞内に進入する CCR5 指向性ウイルス（R5 ウイルス），CXCR4 だけを使う CXCR4 指向性ウイルス（X4 ウイルス），両者を用いる二重指向性ウイルスの 3 種類があります（これらが混在する場合もあります）．MVC の効果を最大限に活用するには，CCR 指向性ウイルスの感染である必要があります．幸い，大多数の HIV は CCR5 指向性ウイルスです．

したがって，MVC を用いるときは，感染している HIV が CCR5 指向性で，CXCR4 指向性がないことを確認する必要があります．これをトロピズム・アッセイ（指向性検査）と言います．販売元のヴィーブヘルスケアに依頼して検査することが可能です．

ずいぶんややこしい話ですが，ご理解いただけましたでしょうか．

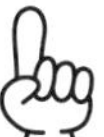

Point

- ◆ MVC は CCR5 指向性ウイルスに有効．
- ◆ 使用前に（あるいは MVC の治療がうまくいかないとき）は，トロピズム・アッセイを用いる．

剤形，用法など

MVC は 150 mg の錠剤です．用法はとても複雑です．併用する薬がチトクローム P450 3A 阻害剤か，誘導剤かによって投与量は変わります．前者なら投与量を減らし，後者なら投与量を増やします（理由はわかりますね）．前述のように使用前にトロピズム・アッセイが必要です．

通常量　600 mg 分 2

例えば，

CYP3A 阻害剤と併用　300 mg 分 2

多くの PI，イトラコナゾール，クラリスロマイシンなどとの併用．

CYP3A 誘導剤との併用　1,200 mg 分 2

エファビレンツ，エトラビリン，リファンピシン，カルバマゼピン，フェノバルビタール，フェニトインなど．

わかりづらいですね．

相互作用

以上のように，CYP3A の阻害，誘導による相互作用があります．要注意です．チオリダジンとは起立性低血圧のリスクを増すため併用禁忌です．

副作用

咳，発熱などの上気道症状，皮疹，めまいなどが比較的多いようです．

耐性突然変異

厳密に言うと「耐性」というべきかどうか．CXCR4 指向性のあるウイルスには効きません．CCR5 ウイルスでも，V3 ループに突然変異が生じると耐性化するそうですが，稀です．

使用頻度　C

一時期，免疫の失敗時に使っていましたが，現在ではほとんど使わなくなりました．耐性化が進んだ場合のサルベージで使いみちがあるかもしれません．

はい，お疲れ様でした．これで抗 HIV 薬の解説はおしまい！　海外では，その他，フュージョン阻害薬の enfuvirtide（T-20，Fuzeon®）とかがあります．これも研修医のときは使ったなー．あと，CD4 post-attachment inhibitor の ibalizumab（IBA，Trogarzo®）というモノクローナル抗体製剤，gp120 attachment inhibitor の fostemsavir（FTR，Rukobia）とかがあるようです……知らなくていいと思います．

JCOPY 498-11722

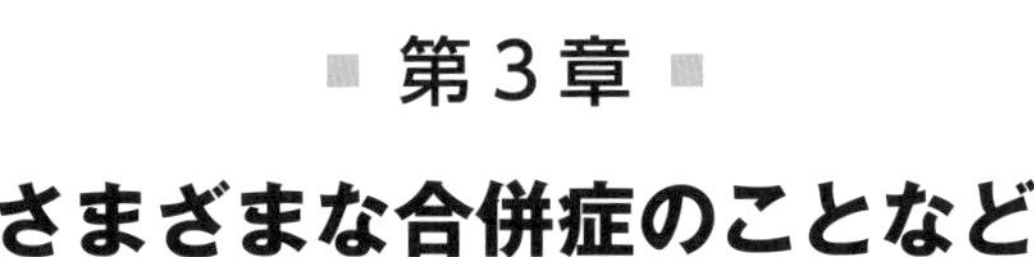

■ 第３章 ■

さまざまな合併症のことなど

1　結核になったら

HIV 感染と結核はとても相性が悪いです．HIV 感染があると結核を発症しやすく，重症化しやすく，耐性結核も出やすく，死亡率が高いです．しかも，抗 HIV 薬と抗結核薬とは相互作用を起こすので，自由気ままに使うことはできません．とはいえ，エイズの患者さんはしばしば結核を発症しますから，この問題は避けては通れません．

まず，問題の一つに，すでに説明した IRIS があります．結核患者でも ART 開始後に IRIS が起きることがあります．

結核における IRIS 対策はわりとわかりやすくて，CD4 値によって分けていきます．CD4 が低ければ低いほど早期の ART の利益が大きくなるので，ART の利益と IRIS のリスクを天秤にかけて治療開始時期を決めるのです．ただし，昨今は結核性髄膜炎以外は早期に ART を始めるのが原則なので（IRIS に気をつけながら），以前と違ってそう悩むことはなくなりました（前述）．CD4 が低いままで結核の治療をするときは，プレドニンを 4 週間予防的に飲むと IRIS を予防できます（EACS ガイドライン）．髄膜炎がある場合は ART 開始を遅らせる選択肢があります．

さて，結核の治療そのものは「基本的には」HIV 感染があってもなくても変わりありません．多くの場合「4 を 2，2 を 4」という治療戦略で行きます．これは

イソニアジド（INH），リファマイシン，エタンブトール（EB），ピラジナミド（PZA）の 4 剤を 2 カ月

続いて，

イソニアジドとリファマイシンの 2 剤で 4 カ月

合計 6 カ月の治療が基本です．HIV 感染のない患者さんと同じですね．特にイソニアジドとリファマイシンは結核治療におけるキードラッグと称されており，この 2 つが治療の鍵を握る大事な薬です．髄膜炎など，特殊な結核は治療期間が延びることもありますが，こういうのはすべて専門家にコンサルトしたほうがよい

でしょう．

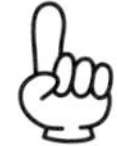

Point

◆ HIV 陽性でも結核治療法は原則同じ．4 剤を 2 カ月，2 剤を 4 カ月で合計 6 カ月が基本．

リファマイシンは日本ではリファンピシン（リファンピン，RFP）とリファブチン（RBT）の 2 種類があります．リファマイシンは肝臓のチトクローム P450（CYP450）の強烈な誘導薬で，多くの医薬品の血中濃度を下げてしまいます．ART との相互作用が大きいのも特徴です．ただ，この酵素誘導はリファンピシンの方がリファブチンよりも強いため，多くの場合，ART と抗結核薬を併用するときはリファブチンの方が便利です．特に PI とリファンピシンの相互作用は強いですから，併用禁忌となっています．

また，リファンピシンは潜在性結核感染（LTBI）の治療薬としても日本では最優先薬です．以前はイソニアジドでしたが，リファンピシンのほうが副作用も少なく，薬剤耐性菌も少なく，治療完遂率も高いです．4 カ月と治療期間も短くて便利便利．

Iwata K, Morishita N, Nishiwaki M, Miyakoshi C. Use of rifampin compared with isoniazid for the treatment of latent tuberculosis infection in Japan: A Bayesian inference with Markov chain Monte Carlo method. Intern Med. 2020; 59（21）: 2687–91.

しかし，上記の理由でリファンピンと ART は相性が悪いです．よって，HIV 感染者には従来どおり，9 カ月のイソニアジド治療が望ましいです．これならどの ART とも組み合わせて OK です．

では，結核はどうやって治療するか．

EACS の推奨薬は，リファンピン使用の場合，

EFV/TDF/XTC

XTC は 3TC か FTC のどちらでもよい，でした．あるいは，

EFV/ABC/3TC

おお，まさかの EFV 復活です（笑）．では，日本で EFV 使えなくなったらど

うするの？　その時は，

TDF/XTC と DTG を 1 日 2 回

か，

TDF/XTC と RAL を 1 日 2 回

あるいは，

ABC/3TC と RAL を 1 日 2 回

が推奨されています．INSTI ですね．DTG は相互作用のために増量します．RAL は 400 mg 1 日 2 回，あるいは 800 mg 1 日 2 回を用いますが，800 mg 1 日 2 回だと肝機能異常が見られやすくなる可能性があります．

リファンピシンを回避し，リファブチンを使う場合の推奨薬は，

TDF/XTC と DRV/r または ATV/r または LPV/r を食事とともに服用

あるいは，

ABC/3TC と DRV/r または ATV/r または LPV/r を食事とともに服用

と，PI ベースの治療法が推奨されています．コビシスタットは使いにくいので，この場合は専門家に相談ですね．

ポイントは TAF は使わないってことです．

ちなみに，ぼくの使い方は，以下のとおりです．

1. 結核の治療薬のリファマイシンを，相互作用の少ないリファブチンにする．
2. RAL をリファンピシンと併用する場合は 800 mg 1 日 2 回に増量することもあるのでリファブチンがベター．リファブチンと併用する場合は 400 mg 1 日 2 回のままで，リファブチン 300 mg 1 日 1 回．
3. キードラッグはツルバダ®（TDF/FTC）か，エプジコム（ABC/3TC）．
4. RAL や DTG もリファブチンとの強い相互作用がないので，通常通り使用．

で，だいたい対応できます．

JCOPY 498-11722

2 B 型肝炎（HBV 感染）の合併時は……

HIV も B 型肝炎も血液感染，性感染，そして垂直感染と感染経路が完全にかぶっているために，共感染が多いのが特徴です．

したがって，HIV 感染者は全員 B 型肝炎の共感染がないかどうかチェックする必要があります．HIV 共感染があると，HBV はより慢性肝炎，肝硬変を起こしやすいといわれています．また肝細胞癌を発症したときの進行も早いといわれます．

B 型肝炎そのものが HIV 感染の予後に影響を与えるかどうかは不明な点がありますが，ART が肝毒性を起こすことがあり，B 型肝炎がそのリスクを増すことを考えると，好ましい組み合せとはいえないでしょう．

HIV 感染者で，HBV 感染がないと確認された場合は，必ず B 型肝炎ワクチンを打ちましょう．ついでに A 型肝炎ワクチンも打つべきでしょう（抗体陰性なら）．HIV 感染者で，とくに MSM の方はアナルセックスによる A 型肝炎リスクが高いです．このことは前述しました．

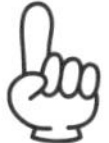

Point

- ◆ HIV 感染者は HBV 共感染を起こしやすい．感染経路がかぶっている．
- ◆ HIV 感染があると，HBV 感染は重症化しやすい．
- ◆ 未感染ならば，ワクチン！ HAV も！

ところで，B 型肝炎って本当に難しい．古くて新しい病気です．よくわかっていないことはまだまだ多い．最新の NEJM の総説が参考になります．

Dusheiko G, Agarwal K, Maini MK. New approaches to chronic hepatitis B. N Engl J Med. 2023; 388: 55-69.

例えばです．昔は，急性 B 型肝炎がセロコンバーションを起こし，HBs 抗体が陽性になったら B 型肝炎は「治癒」したと考えられてきました．ところが，近年になって HBV は肝臓の中にじっとしていて人体から消えることはなく（まるでウイルス検出感度以下のHIVのように！），免疫抑制が続くと肝炎が再燃し，HBs抗原が再び陽性になることもあることがわかってきました（Occult hepatitis B）．B型肝炎ウイルスは，いったん感染したら一生感染していると考えたほうがよさそうです（once HBV, always HBV）．

B型肝炎は治療の目標もわかりづらいです．そもそも，キャリアでも結構長生きしてしまう人もいて，HIVのようにわりと一意的に増悪して，死亡して……という自然歴をとりません．だから治療薬の効果も血液検査などのサロゲートマーカーで評価しているのがほとんどで，「本当にこの治療，どこまで意味があるの？」とよくわからなくなってしまうことも多いです．

昔から，B型肝炎は日本では垂直感染が主な感染経路と言われてきました．水平感染は問題ではなく，その場合は慢性化もしないと言われてきました．だから海外で推奨されているユニバーサルワクチン（産まれてきた子全てにワクチンを接種すること）は必要ないとされてきました．ところが最近，外国から水平感染，慢性化しやすいジェノタイプAが入ってきたので，今は昔とは違うのだよ．そんな論調で議論されることがあります．例えば，以前はこのようなQ & Aがありました（2019年2月現在は削除されている）．

http://homepage3.nifty.com/mickeym/No.301_400/306Bkanen.html

Q6: B型肝炎の最近の問題点は何ですか？

A6: B型肝炎ウイルスには，A〜Hまでの遺伝子があり，日本では慢性化しないCタイプのウイルスが大半でした．しかし，近年，わが国でも，性行為で感染し慢性化しやすい欧米型のAタイプのウイルスが増加し，3割を占めるようになりました．Aタイプウイルス感染のB型肝炎では，慢性化して肝硬変や肝がんに移行しやすいので，慢性化の可能性を考慮して治療する必要があります．

うーん，本当かな．たしかに，ジェノタイプAは増えています．HIV感染のある同性愛者でも，性行為のあと急性肝炎になるのはこのジェノタイプAが多いのです．けれど，HBVの場合，急性肝炎を起こさずにキャリア化する患者も多いのです．

例えば，性感染でHIV感染のあった患者のHBV共感染をみると，たしかにジェノタイプAは多いんだけど，ジェノタイプCのキャリアも少なからずいます．彼らが母親から垂直感染され，たまたま偶然水平感染によってHIVキャリアになったとは少々虫の良すぎる説明のようにぼくは思うのです．ジェノタイプCでも（頻度は低くても）水平感染，そして慢性化は起きるのだと考えたほうが妥当でしょう．B型肝炎ワクチンの議論は最近のジェノタイプAの増加で急展開した……というのは違うんじゃないだろうか？　世界保健機関が推奨しているユニバーサルワクチンを長年，かたくなに拒んできた日本の言い訳に過ぎないんじゃないの？　そんなふうに勘ぐりたくもなってきます．

Shibayama T, Masuda G, Ajisawa A, et al. Characterization of seven genotypes (A to E, G and H) of hepatitis B virus recovered from Japanese patients infected with human immunodeficiency virus type 1. J Med Virol. 2005; 76: 24–32.

さて，B型肝炎の治療方法は日本肝臓学会のHPにアップされています．

https://www.jsh.or.jp/medical/guidelines/jsh_guidlines/hepatitis_b.html

が，HIV感染者では常にHBV感染があれば同時治療なので，あまり悩む必要はありません．治療しない，という選択肢はもはやないのです．

ですから，基本的には，

ツルバダ®（TDF/FTC）

か

デシコビ®（TAF/FTC）

で治療します．シンプルー．

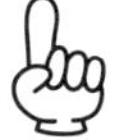

Point

◆ HIVとHBVの共感染がある場合，「どちらも」治療する．

前述のように再活性のリスクがあるため，HBV活性のある薬は切らないことが大事です．

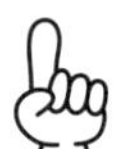

Point

◆ HBV効果のある薬をやめると，HBVが暴れ出すことあり．

あと，B型肝炎ウイルスに活性のある抗HIV薬を「単剤」で使うのはアウトです．薬剤耐性が誘発されやすいからです．例えば，3TC しか HBV 活性のないアバカビルやラバミコム® はだめです．あと，肝障害のリスクが高い NNRTI は基本的に使わないほうがよいです．

3 C型肝炎合併例

HIV感染を合併しているとC型肝炎の進行は早まると言われています．やはり性感染，血液感染があり，HIVと感染経路を同じくします．近年C型肝炎は血液のスクリーニングのおかげで減少傾向ですが(HBVほど性感染が多くないのが特徴です)，それでも問題は問題です．ARTによる肝障害が火に油を注ぐこともあり，HCV/HIV共感染のある患者はARTを使っていても予後は比較的よくないと言われます．

ただし，DAAと呼ばれるHCV治療薬が革命的に肝炎の予後を改善したので，この問題はかなり楽になりました．HIVと違って，DAAはたいていのC型肝炎を治癒に導いてしまうのです．詳しくは拙著「抗菌薬の考え方，使い方ver.5」をご覧ください．

ARTのセレクションは基本的に普通の患者と同じですが，肝毒性には気をつけます．これは後述します．

ARTとDAAの相互作用は要注意です．DHHSの表を見て，✓がついているのは，大丈夫．×はダメです．要確認です．肝臓の先生ともしっかり相談しておきましょう．ここでは珍しくTAFの相互作用は問題にならず，TDFのほうが相互作用のある薬が複数あります．要注意ですね！　ここでもRALは優等生で全く問題なし．PIはいろいろ問題あり．NNRTIは相互作用的にOKでも，肝毒性があるのでぼくなら使いません．DORとかは，あえて使わないでしょうね．

https://clinicalinfo.hiv.gov/sites/default/files/guidelines/documents/adult-adolescent-arv/guidelines-adult-adolescent-arv.pdf

選ばれたHIV薬	HCV DAAs							
	個々の薬		合剤					
					中等度～重篤な肝障害では使わない（Child-Push クラス B か C の肝硬変）			
	ダクラタスビル	ソホスブビル	レジパスビル/ソホスブビル	ソホスブビル/ベルパタスビル	ソホスブビル/ベルパタスビル/ボクシラプレビル	グレカプレビル/ピブレンタスビル	エルバスビル グラゾプレビル	オムビタスビル/パリタプレビル/リトナビル+ダサブビル
NRTIs								
3TC	✓	✓	✓	✓	✓	✓	✓	✓
ABC	✓	✓	✓	✓	✓	✓	✓	✓
FTC	✓	✓	✓	✓	✓	✓	✓	✓
TAF	✓	✓	✓	✓	✓	✓	✓	✓
TDF	✓	✓	✓ TDF関連副作用に注意	✓ TDF関連副作用に注意	✓ TDF関連副作用に注意	✓	✓	✓

選ばれたHIV薬	HCV DAAs							
	個々の薬		合剤					
					中等度～重篤な肝障害では使わない（Child-Push クラス B か C の肝硬変）			
	ダクラタスビル	ソホスブビル	レジパスビル/ソホスブビル	ソホスブビル/ベルパタスビル	ソホスブビル/ベルパタスビル/ボクシラプレビル	グレカプレビル/ピブレンタスビル	エルバスビル グラゾプレビル	オムビタスビル/パリタプレビル/リトナビル+ダサブビル
Pis								
Unboosted ATV	✓	✓	✓	✓	×	×	×	×
ATV/r or ATV/c	✓ ダクラタスビルを30 mg/日に	✓			×	×	×	✓
DRV/r or DRV/c	✓	✓	✓ TDFとPI/rやPI/cを使うとき，TDFの濃度は上がる．併用が必要なら，TDFの副作用をモニターすること．	✓ TDFとPI/rやPI/cを使うとき，TDFの濃度は上がる．併用が必要なら，TDFの副作用をモニターすること．	✓ TDFとPI/rやPI/cを使うとき，TDFの濃度は上がる．TDFの副作用をモニターすること．肝毒性のモニタリングを検討	×	×	×
LPV/r	✓	✓			×	×	×	×
TPV/r	?	×	×	×	×	×	×	×

選ばれたHIV薬	HCV DAAs							
	個々の薬		合剤					
					中等度〜重篤な肝障害では使わない（Child-Push クラス B か C の肝硬変）			
	ダクラタスビル	ソホスブビル	レジパスビル/ソホスブビル	ソホスブビル/ベルパタスビル	ソホスブビル/ベルパタスビル/ボクシラプレビル	グレカプレビル/ピブレンタスビル	エルバスビル/グラゾプレビル	オムビタスビル/パリタプレビル/リトナビル+ダサブビル
NNRTIs								
DOR	✓	✓		✓	✓	✓	✓	✓
EFV	✓ ダクラタスビルを90 mg/日に	✓	✓ TDFとともに使用する場合は，TDFの副作用をモニターすること．	×	×	×	×	×
ETR	✓ ダクラタスビルを90 mg/日に	✓		×	×	×	×	×
NVP	✓ ダクラタスビルを90 mg/日に	✓		×	×	×	×	×
RPV PO and IM	✓	✓		✓	✓	✓	✓	×

選ばれたHIV薬	HCV DAAs							
	個々の薬		合剤					
					中等度〜重篤な肝障害では使わない（Child-Push クラス B か C の肝硬変）			
	ダクラタスビル	ソホスブビル	レジパスビル/ソホスブビル	ソホスブビル/ベルパタスビル	ソホスブビル/ベルパタスビル/ボクシラプレビル	グレカプレビル/ピブレンタスビル	エルバスビル/グラゾプレビル	オムビタスビル/パリタプレビル/リトナビル+ダサブビル
INSTIs								
BIC/TAF/FTC	✓	✓	✓	✓	✓	✓	✓	✓
CAB PO and IM	✓	✓	✓	✓	✓	✓	✓	× PRV濃度が高まり，QT延長するかも．RPVがCAB筋注に入っていて併用．
DGT	✓	✓	✓ TDFとともに使用する場合は，TDFの副作用をモニターすること．	✓	✓	✓	✓	✓

選ばれたHIV薬	HCV DAAs							
	個々の薬		合剤					
					中等度～重篤な肝障害では使わない（Child-Push クラス B か C の肝硬変）			
	ダクラタスビル	ソホスブビル	レジパスビル/ソホスブビル	ソホスブビル/ベルパタスビル	ソホスブビル/ベルパタスビル/ボクシラプレビル	グレカプレビル/ピブレンタスビル	エルバスビル グラゾプレビル	オムビタスビル/パリタプレビル/リトナビル+ダサブビル
EVG/c/TDF/FTC	✓ ダクラタスビルを30 mg/日に	✓	×	✓ TDFとともに使用する場合は，TDFの副作用をモニターすること．	✓ TDFとともに使用する場合は，TDFの副作用をモニターすること．肝毒性のモニタリングを検討	✓ TDFとともに使用する場合は，TDFの副作用をモニターすること．肝毒性のモニタリングを検討	×	×
EVG/c/TAF/FTC	✓ ダクラタスビルを30 mg/日に	✓	✓	✓	✓ 肝毒性のモニタリングを検討	✓ 肝毒性のモニタリングを検討	×	×
RAL	✓	✓	✓	✓	✓	✓	✓	✓
CCR5 Antagonist								
MVC	✓	✓	✓	✓	✓	✓	✓	×
Attachment Inhibitor								
FTR	✓	✓	✓	✓	× 可能なら代替のHCVレジメンを使用	✓	× 可能なら代替のHCVレジメンを使用	✓

（https://clinicalinfo.hiv.gov/en/guidelines/hiv-clinical-guidelines-adult-and-adolescent-arv/coinfections-hepatitis-c-virus-hcv-full）

4 肝機能が悪いときの ART

A 型肝炎（男性同性愛者のアナルセックスで感染リスク！），B 型肝炎，C 型肝炎，アルコール性肝障害，薬剤性肝障害，抗結核薬の併用，ART 自体の肝障害，エイズの患者さんは肝機能が低下していることが多いです．

肝臓という観点から，ART をどのように処方したらよいのでしょうか．

全ての NNRTI，PI が肝機能障害を起こすことが知られています．よって，ここでも INSTI ベースでリスク回避です．DTG は肝炎がある場合に，使用のリスクが指摘されています．基本的にぼくは RAL を使用します．

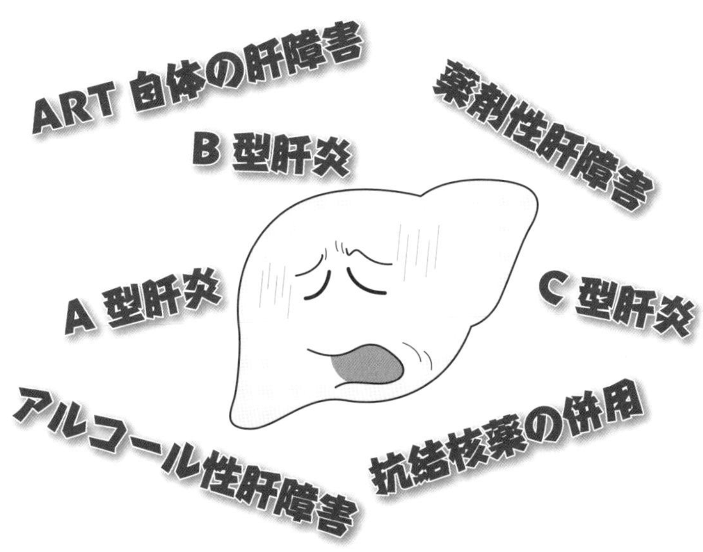

5 腎機能が悪いときの ART

テノホビル（TDF）で腎障害が起きることが知られており，逆に腎機能が悪い患者に対してテノホビルを使用するのは，はばかられます．

日和見感染に使うホスカルネット，ST 合剤，アムホテリシン B，アシクロビル（点滴のみ，やはり腎結石の原因）などもチェックします．

また，HIV 腎症という疾患もあり，HIV 感染そのものでタンパク尿を伴う腎障害をきたすこともあります．透析に至ることもある合併症です．当然，エイズ指標疾患なので，ART 開始の条件を満たします．ART そのもので劇的によくなることが，ときどきあります．HBV 感染に伴う膜性腎症，HCV 感染に伴うクリオグロブリン血症なんかも要注意です．

NRTI の投与量調整が困難なため，エキスパートの意見で，ダルナビル/リトナビルとラルテグラビルの 2 剤併用療法で治療することもあるそうです（DRV/r/RAL）．Dual therapy の応用型ですが，こういう「亜型」の治療は専門家に相談してから用いたほうがよいでしょう．

CHDF では，慣習的に CCr 10 未満透析時と同じにするか，一旦 ART を全部止めるかを考えます．TAF はデータ不十分なので通常は使いません．

以下，EACS ガイドラインより引用です．

腎機能障害のある陽性者における ARV 薬の用量調節

	eGFR [i]（mL/分）				血液透析 [ii]
	≧50	30～49	10～29	＜10	
NRTI					
単剤					
ABC [iii]	300 mg q12h または 600 mg q24h	用量調節不要			
FTC [v]	200 mg q24h		200 mg q72h	200 mg q96h	200 mg q24h [iv]
3TC [v]	300 mg q24h	150 mg q24h	100 mg q24h [vi]	50～25 mg q24h [vi]	50～25 mg q24h [iv,vi]
TDF [vii]	300 [viii]mg q24h	300 [viii]mg q48h	推奨しない（代替薬がない場合: 300 [viii] mg q72～96h）	推奨しない（代替薬がない場合: 300 [viii] mg q7d）	300 [viii]mg q7d [iv]
TAF [ix,x]	25 [xi]mg q24h			データなし	25 mg q24h [iv]
ZDV	300 mg q12h	用量調節不要		100 mg q8h	100 mg q8h [iv]
合剤					
ABC [iii]/3TC [v]	600/300 mg q24h	成分ごとに用量調節して併用			
ZDV/3TC	300/150 mg q12h				
ABC/3TC/ZDV	300/150/300 mg q12h				
TAF [ix]/FTC [v]	25 [xi]/200 mg q24h		成分ごとに用量調節して併用 [xv]		25/200 mg q24 [iv]
TDF [vii]/FTC [v]	300 [viii]/200 mg q24h	300[viii]/200 mg q48h	成分ごとに用量調節して併用		
NNRTI					
EFV	600 mg q24h	用量調節不要			
ETV	200 mg q12h	用量調節不要			
NVP	200 mg q12h	用量調節不要			200 mg 追加 [iv]
RPV	25 mg q24h	用量調節不要			
TAF[ix]/FTC[v]/RPV	25 [xi]/200/25 mg q24h		成分ごとに用量調節して併用 [xv]		25/200/25 mg q24h [iv]
TDF [vii]/FTC [v]/RPV	300 [viii]/200/25 mg q24h	成分ごとに用量調節して併用			
DOR	100 mg q24h	用量調節不要（eGFR が<10 の場合の PK データなし）			
TDF [vii]/3TC [v]/DOR	300 [vii]/300/100 mg q24h	成分ごとに用量調節して併用			

	eGFR [i] (mL/分)				血液透析 [ii]
	≧50	30～49	10～29	＜10	
PI [vii]					
ATV/c	300/150 mg q24h TDF と併用する場合，eGFR が＜70 mL/分なら開始しない*	用量調節不要 [xiii]			推奨しない
ATV/r	300/100 mg q24h	用量調節不要 [xiii]			推奨しない
DRV/r	800/100 mg q24h 600/100 mg q12h	用量調節不要 [xiii]			
DRV/c	800/150 mg q24h TDF と併用する場合，eGFR が＜70 mL/分なら開始しない*	用量調節不要 [xiii]			未評価
TAF [ix]/FTC [v]/DRV/c	10/200/800/150 mg q24h		成分ごとに用量調節して併用		
LPV/r	400/100 mg q12h	用量調節不要 [xiii]			
他の ART					
RAL	1×400 mg 錠 q12h または 2×600 mg 錠 g24h		用量調節不要 [xiii]		
DTG	50 mg q24h		用量調節不要 [xiii]		
3TC [v]/DTG	300/50 mg q24h		成分ごとに用量調節して併用		
ABC [iii]/3TC [v]/DTG	600/300/50 mg q24h		成分ごとに用量調節して併用 [xvi]		
RPV/DTG	25/50 mg q24h		用量調節不要 [xiii]		
TAF [ix]/FTC [v]/BIC	25/200/50 mg q24h	用量調節不要 [xvi]	eGFR が 15 mL/分超 30 mL/分未満の場合，または慢性 HD がなく eGFR が 15 mL/分未満の場合は，安全性が確立されていないため推奨しない [xvii]		HD を有する場合，用量調節は不要であるが，使用は基本的に避けるべきであり，リスクをベネフィットが上回る場合のみとする [xvi]
TAF [ix]/FTC [v]/EVG/c	10/200/150/150 mg q24h		推奨しない [xii]		10/200/150/150 mg q24h [iv]
TDF [vii]/FTC [v]/EVG/c	300 [viii]/200/150/150 mg q24h eGFR が＜70 mL/分の場合は開始しない	推奨しない			
CAB	30 mg q24h	用量調節不要 [xvii]			

	eGFR[i] (mL/分)				血液透析[ii]
	≧50	30〜49	10〜29	＜10	
CAB LA RPV LA	400/600 mg 4 週間に 1 回 600/900 mg 8 週間に 1 回	用量調節不要[xviii]			
MVC: CYP3A4 阻害剤の併用なし[xiv]	300 mg q12h	用量調節不要[xviii]			
MVC: CYP3A4 阻害剤の併用あり[xiv]	eGFR が＜80 mL/分の場合は 150 mg q24h[xiv]				
Ibalizumab	初期用量 2,000 mg，その後 2 週間ごとに 800 mg 用量調節不要				
FTR	600 mg q12h	用量調節不要			

i　eGFR: CKD-EPI 式を使用．代わりに abbreviated modification of diet in renal disease formula（aMDRD）式，または Cockcroft-Gault（CG）式を利用してもよい．https: //www.chip.dk/Tools-Standards/Clinical-risk-scores を参照

ii　持続携行式腹膜透析（CAPD）においても，血液透析の用量が使用されることがある．ただし，CAPD 下の薬剤の消失は CAPD の条件により左右される．したがって，TDM が推奨される

iii　ABC は心血管系に悪影響を及ぼしうるため，腎不全に伴う心血管リスクを増大させる可能性がある

iv　透析後に服用する

v　腎機能障害がある場合は体内に多く蓄積される．ミトコンドリア DNA ポリメラーゼに対する親和性は低いため，重度の腎機能障害がある患者で毒性の臨床症状が発現することはまれであるが，長期のミトコンドリア毒性（多発ニューロパチー，膵炎，乳酸アシドーシス，リポジストロフィー，代謝異常）の可能性があるため，モニタリングが必要

vi　150 mg でローディング

vii　TDF および（ブーストした）PI は腎毒性と関連がある．既存の CKD，CKD のリスク因子および/ または eGFR の低下がある場合は，他の ART を検討する．ARV 薬関連腎毒性および腎疾患: 定義，診断およびマネジメントを参照のこと

viii　国によっては TDF の用量をフマル酸塩（テノホビルジソプロキシルフマル酸塩）ではなく，プロドラッグ（テノホビルジソプロキシル）の含有量を反映し，300 mg ではなく 245 mg と表記している

ix　十分な臨床データはないが，血液透析での蓄積は少ないことが報告されている．ただし，残存腎機能および骨毒性についての長期データは得られていない．eGFR＜10 mL/分で透析を受けていない患者についてはデータなし

x　HBV のみに適応がある

xi　ブースト剤［P 糖タンパク質（P-gp）を阻害］と併用する場合は 10 mg とする

xii　慢性透析下の末期腎疾患 HIV 陽性者では，TAF/FTC/EVG/c の合剤は基本的に避けるべきである．ただし，リスクよりもベネフィットが上回ると考えられる場合は，注意しながら使用する．1 件の臨床試験で慢性透析下の陽性者に対する TAF/FTC/EVG/c の合剤の安全性が示されている

xiii　腎機能障害のある陽性者におけるデータは限られている．薬物動態（PK）解析では，用量調節の必要性は指摘されていない

xiv　具体的な推奨は各薬剤の添付文書を参照のこと．eGFR≦30 mL/分の場合は慎重に使用し，ブースト剤［P 糖タンパク質（P-gp）を阻害］と併用する場合は 10 mg とする

xv　慢性透析下の末期腎疾患 HIV 陽性者では，TAF/FTC の合剤および TAF/FTC/RPV の合剤の使用を基本的に避ける．ただし，リスクよりもベネフィットが上回ると考えられる場合は，これらの合剤を慎重に使用する

xvi　慢性血液透析下の末期腎疾患 HIV 陽性者では，ABC/3TC/DTG の合剤の使用を基本的に避ける．最近の症例集積研究では，ABC/3TC/DTG の合剤が慢性透析下の HIV 陽性者の安全かつ有効な治療選択肢である可能性が確認されている

xvii　eGFR＜30 mL/分の HIV 陽性者では，強力な CYP3A4 阻害剤（ケトコナゾール，ポサコナゾールなど）との併用は，リスクよりもベネフィットが上回る場合のみとする

xviii　添付文書に従う

＊腎機能障害を有する HIV 陽性者における COBI に関するデータはない

腎移植を受けた HIV 陽性者の ART 使用に関する推奨事項については，HIV 陽性者における固形臓器移植（SOT）を参照

（European AIDS Clinical Society（EACS）．EACS Guidelines version 11.0, October 2021.　https://www.eacsociety.org/media/eacs_guidelines_11.0_jpn.pdf）

JCOPY 498-11722

6 妊婦および小児

すでに述べたように，現在 HIV 陽性の妊婦は妊婦であるというだけで，ART の適応になります．そのときの推奨薬は歴史的に伝統のある

カレトラ® ＋コンビビル（LPV/RTV/AZT/3TC）

という古い薬が推奨されていましたが，今は使いません．ぼくは

RAL/TDF/FTC

を用います．DTG もガイドラインで推奨されていますが，わざわざあえて使うかなあ，という感じです．EFV も妊婦に安全と今ではいわれていますが，これもわざわざあえて，以下同文．

新生児のマネジメントについては前述しましたが，小児感染症のプロに相談するのがよいです．なお，感染防止のため，HIV 感染者からの母乳提供は禁忌です．ART が入っていてもです．ここは U＝U ではないので要注意．

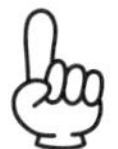

Point

- 妊娠女性には全例 ART が推奨される．
- 母子感染は ART，ウイルスが残っているときは AZT 点滴．小児の ART は専門家に相談．

7　プライマリ・ケアとHIV

すでに述べたように，HIV 感染者のケアは，「プライマリ・ケア」のセッティングで行うのが望ましいです．米国感染症学会（IDSA）がガイドラインを出していますが，そこから特に重要な点などをここに紹介します．

家族歴

HIV 感染者は長生きする可能性が高いです．悪性疾患，冠動脈疾患，骨粗鬆症などの家族歴を確認し，ヘルスメンテナンスに活用しましょう．

社会歴

学生さんの「社会歴」をみると，「喫煙なし，飲酒なし」しか書いてないことがあって，「お前さんの「社会」は喫煙と飲酒しかないんか？（笑）」と思うことがあります．「社会歴」は「社会」ですので，直接的には医学/医療と関係ないような情報も重要です．そういう情報も，回り回って医学/医療と深く関係していますし．

もちろん，それはそれとして，飲酒，喫煙歴も大事です．喫煙は HIV 感染「そのもの」とは直接関係ないリスク，と認識されがちで，がんや血管系の疾患を持つ患者さんよりも，禁煙外来での禁煙率が著しく低いことが指摘されています．

谷口千枝，安藤晶子，杉下美保子，他．禁煙外来における基礎疾患別禁煙率．日本呼吸器学会雑誌．2007; 45: 844-7.
https://mol.medicalonline.jp/library/journal/abstract?GoodsID=ci6respi/2007/004511/003&name=0844-0847j&UserID=133.30.176.45

家族構成，友人関係，職場，仕事の具体的な内容．HIV 感染の有無を誰に告知し，誰には告知しない，したくないのか．これはきちんと記録しておく必要があ

JCOPY 498-11722

ります．医療チームの他のメンバーとも共有し，うっかり間違えて，感染の事実を隠している家族や友人，上司などに「HIVが……」と口を滑らせてしまったら大変です．

我々はHIV感染を他のすべての慢性疾患と同様に扱いたい，一種のノーマリゼーションをしたい，と思っています．が，それはそれとして世間，社会に大きな差別が存在しているのもまた事実です．患者さんが要らぬ苦痛を感じないよう，医療サイドが十分な配慮をしつつ，かつ「普通の患者」として扱うというアクロバティックな二枚舌（いい意味で）が必要です．特別扱いしつつ，普通に対応するのです．

具体的な仕事の内容は，服薬指導にも直結しています．夜勤が多い仕事，海外出張が多い仕事，野外での仕事が多いなどなど．もっとも，最近は服薬が難しい薬は減ってきたので，このへんの苦労はだいぶ減りました．昔は，野外で何十キロも歩く……みたいなお仕事をされている患者さんに冷蔵が必要な抗ウイルス薬を出していたことがあり，難渋したことがあります．

男性女性問わず，将来の出産希望も確認できるとよいです．

そして，セクシャル・ヒストリーです．過去，そして現在の性的活動について確認します．

慣れていない医療者でありがちなピットフォールは，自分の価値観を診療に入れ込んでしまうことです．同性愛，異性愛，セクシャル・マイノリティー，ステディな性行為，多数の方との性行為，コンドームや経口避妊薬の使用，アナルセックスやオーラルセックスの有無などの確認は，やったことがないとわりとしんどいようです．特定の宗教観や価値観が一定のプラクティスを否定的に感じさせてしまうこともあるようです．しかし，我々は医療者であり，生き方自体を指南する立場にはありません．英文のテキストにはjudgmentalにならないよう，とよく書かれています．Judgmentalは，人を批判的に判断する，といった意味もありますが，ぼくはこれをjudgeのmental……裁判官のメンタルと捉えています．

医療者は裁判官ではありません．患者について「よい，悪い」を判定する権利は医療者にはなく，我々は淡々と自分たちの職能でできるサービスを提供するだけです．まあ，これもHIV診療に限った話ではないとも思いますが．

現在はundetectable＝untransmittable（U＝U）な時代ですから，ARTでウイルス量が検出感度未満をキープできていれば，コンドームなしのセックスも可能です．そういう教育も必要です．

米国などと違い，日本にはパートナーへの感染事実の告知義務などが法制度化されていません．よって，感染者が相手に感染の事実を伝えるかどうかは，個人の裁量に任されています．しかし，HIV 感染の事実を相手に伝えることなくセックスをするのはフェアとは言えないので，ぼくは感染事実を伝えて同意が得られた場合のみセックスをすべきだ，とは患者さんには申し上げています．また，いくら U=U であっても，梅毒など他の性感染症は予防できませんから，ステディな相手でない場合はコンドームの着用はやはり推奨します．

アレルギーと内服

HIV 感染者は高齢化が進み，他の基礎疾患を持っていることも珍しくありません．一般的なプライマリ・ケアと同じなのですが，アレルギー歴や内服している薬，サプリメントなどの確認はとても重要です．ここで相互作用も調べます．前述のように，Lexicomp® や Drugs.com Medication Guide などが便利です．

違法薬物の確認も大事です．地域差はあるかもしれませんが，日本の HIV 感染者は違法薬物使用歴が多く，通院患者の 3 割以上が違法薬物使用経験があり，特に MSM に使用が多いという報告もあります．

西島　健，高野　操，岡　慎一．薬物使用が HIV 感染者の健康に及ぼす影響．日本エイズ学会誌．2016; 18: 1-6.

Review of System（ROS）

ROS も大事です．体重の増減，食事の確認．睡眠，うつ症状や記憶，認知障害の有無など，メンタルヘルス面でのスクリーニングも行います．不安障害(パニック発作など含む)，不眠，統合失調症，パーソナリティ障害など．

過去のトラウマのようなイベントも，チャンスを見つけて確認せねばなりません．自殺も深刻な問題です．小児期の虐待の体験の有無，性的暴行の有無なども確認が必要になることもあります．

すべての HIV 感染者は精神疾患の合併の可能性を考えねばなりません．

身体診察

丁寧な初診時の身体診察は大事です．ARTの合併症たるlipodystrophyの有無も確認します．最近はあまり見なくなりましたが，首周りの肥大や女性化乳房，腹部の内臓脂肪の蓄積（lipohypertrophy），顔面や四肢，臀部の脂肪萎縮（lipoatrophy）の有無を確認します．CD4が50未満といった重度の免疫不全があれば眼科紹介して眼底に異常がないかを確認します．

HIV感染者では脂漏性皮膚炎といった皮膚の病変や全身性のリンパ節腫脹がよくみられます．CD4の回復とともにこうした所見は消失することが多いですが，同時に片側性のリンパ節腫脹などは結核や悪性疾患を示唆しますから要注意です．

神経学的初見も大事です．ARTの副作用，神経梅毒の有無，認知症などの有無も重要なポイントです．

初診では外陰部の診察や直腸診（肛門の視診）も重要です．男性医師が女性患者を診察する際は，必ず女性スタッフ（できれば看護師）を立ち会わせ，診察の同意を得て，その事実をカルテに記載しなければなりません．まあ，これも一般的な診療においても大事なポイントですが．内診台は必ずしも必要ありませんし，ルーチンではクスコは用いません．

子宮頸がんのスクリーニングなど婦人科系のプラクティスをやっているプライマリ・ケア医は，患者の理解と同意があればやってもよいと思います（ぼくは昔はやっていましたが，現在は婦人科医に任せています）．

内分泌代謝疾患のチェック

糖尿病や脂質異常は非常に多いですし，甲状腺機能亢進症や低下症もコモンな疾患だけあって，ときどき目にします．電解質異常もさまざまなものが見つかることがあります．あと，ここでも新薬に飛びつくのは危険ですよ，タイプ2の糖尿病第一選択薬は，メトホルミンですからね（エビデンスが最良．後述）．

薬を使わない治療も選択肢に

ただでさえHIV感染者はポリファーマシー（薬の使いすぎ）に陥りがちです．

脂質異常のファーストラインの治療はラインスタイル介入です．スタチンではありません．高血圧や糖尿病も同様です．

尿酸値が高いだけで，痛風発作を起こしていない人は尿酸を下げる薬は必須ではありません．

「検査値を治療する」治療薬があまりに多くの患者に出されていて，その副作用や相互作用のために苦しむという藪蛇状況に陥っています．

各治療薬や疾患治療の最新のエビデンスやガイドラインは今はネットですぐに確認できますから，確認を怠らずに「いい加減な医療」を回避しましょう．ぼくは外来でUpToDate® などで必ず自分がアップデートしていない領域の治療について確認作業をしています．

あと，ARTが原因で起きた検査異常の治療はまずARTの変更です．ARTはできるだけ変えない，が原則ですが，合併症を起こしてまで継続するのは本末転倒ですし，薬の副作用を薬で治すのは一般的にはご法度です．

ただし，ここでも「検査値を治す」のは不要です．

例えばPIのジドブジン（AZT）で貧血を伴わないMCV増加が起きることがあります．これを是正する必要はありません．PIのアタザナビル（ATV）でビリルビンが少し上がることもありますが，これも臨床症状を伴ったりどんどん増悪しなければ放置で十分です．例えば，米国のHIVドクターはこういうのを「薬をちゃんと飲んでくれているマーカー」として使っています．繰り返しますが，検査値を治療してはいけません．

昔，某社のMRさんがぼくに新規の抗HIV薬を宣伝しに来たことがあります．「アタザナビルはビリルビンがー」とそのMRさんがおっしゃるので，「検査値が上がるだけで，患者さん自体の健康が害されるわけじゃないので」と申し上げたら，「いや，それは短期的にはそうですが，何十年もたったあとの長期的な安全性は確認されていませんから」との返答．ぼくは「そんなことを言うなら，あなたが宣伝する新薬だって，何十年も使ったときの安全性なんて確立してないじゃないですか」と返しました．こんなこと言うから，業界での評判が悪いんだよ，オレ．

性感染症のチェック

現在のHIV感染者は（ほぼ）全例，他の性感染症（STD）のリスクをもっています．梅毒，HAV，HBV，HCV，クラミジア，淋菌などの感染症スクリーニングとその治療は重要です．性的パートナーがいたら，こちらの検査（必要なら治療）も絶対に必要ですから，必ず聞きましょう．あと，フォロー中にSTD罹患する患者さんもいますから，こういうのも要注意です．

淋菌，クラミジア，トリコモナス感染を見つけたら，治療後3カ月たったら再検査をします．再感染リスクが高いからです．男性であれば初尿，女性であれば腟分泌物の遺伝子検査（PCRなど）で淋菌，クラミジアは検査できます．トリコモナスは，従来は顕微鏡での鏡検による検出や選択培地を用いていました．が，これも同様に，男性初尿や女性腟分泌物について，2022年からPCR検査が保険適用となりました．*Mycoplasma genitalium* と同時に検査できます．*M. genitalium* は自然環境中にも存在する菌ですが，性感染症として尿道炎や子宮頸管炎などの原因にもなります．

梅毒検査は初診時に行いますが，神経学的所見があれば髄液検査をして神経梅毒の有無を精査します．

ガイドラインでは，少なくとも年に1回，梅毒，クラミジア，淋菌の検査をするよう推奨しています．また，経腟のセックスをする患者では年1回のトリコモナスの検査も推奨されます．ぼくの外来では梅毒は定期的に検査しますが，淋菌とクラミジアはルーチンでは検査していません．このへんは，自分の外来での患者さんの各疾患の有病率に合わせるとよいと思います．

他の感染症

米国のガイドラインでは，潜在性結核（latent tuberculosis）のスクリーニングを行うよう推奨しています．日本ではTスポット・テストのようなインターフェロンγ遊離試験（IGRA）が一般的です．ハイリスクの患者であれば，毎年検査を繰り返すことも考慮しますが，1回検査が陽性になれば，繰り返す必要はありません．IGRAは結核菌に対するヒトの細胞性免疫反応を検査しているので，一度検査が陽性になれば，生涯，Tスポットは陽性になるものと想定します．陰性化するのは免疫が低下したときです．

A，B，C型肝炎の抗体検査を調べて感染の有無を確認します．B型肝炎とC型肝炎の多くはSTDでもあります．HAV抗体，HBVs抗原，抗体，c抗体，HCV抗体を検査します．A，B型肝炎抗体陰性であれば，予防接種の機会にもなります．

予防接種で予防可能な麻疹，風疹，ムンプス，水痘の抗体（IgG）も検査します．陰性であれば予防接種のチャンスです（ただし，生ワクチンなのでちょっと注意が必要です）．

こうしたスクリーニングのために，HIV 感染者の初診外来は大変です．たくさん検査をオーダーし，山のように「なんとか疑い」の病名を登録せねばなりません．こういうのって一括して算定してくれると嬉しいのにねえ．

性行動のある女性の場合は PAP スメアが推奨されます．前述のように，ぼくは婦人科にアウトソーシングします．

男性の場合，尖圭コンジローマがあれば肛門科での肛門がんのスクリーニングが推奨されます．

通常の大腸がんや乳がんなどのスクリーニングは HIV 感染者以外の推奨に準じます．

予防接種のチャンスを逃さない

HAV，HBV，肺炎球菌，インフルエンザ，破傷風ブースターなどの推奨予防接種（定期接種に限らず）をきちんと接種し，CD4 が十分に高くなれば（200 以上），麻疹，風疹，おたふく（ムンプス），水痘/帯状疱疹のワクチンもオファーします．自費診療になりやすいので金銭的には問題になるのですが．

B 型肝炎の予防接種は 0，1，6 カ月の 3 回です．その後表面抗体（HBsAb）の陽性化を確認します．陽転化がなければ，再度同じワクチンを 3 回接種します．ワクチンの量を増やす，という方法もありますが，日本ではあまり一般的に行われていません．

A 型肝炎ワクチンも，例えばアナルセックスを行うなど糞口感染のリスクが高い場合には推奨されます．A 型肝炎でも接種後 1，2 カ月後の抗体検査がガイドラインでは推奨されています．陰性であれば，再度一連のワクチンをやり直します．日本の場合はエイムゲン® を 0，1，6 カ月で 3 回接種です．B 型肝炎と同じですね．

A 型肝炎ワクチンと B 型肝炎ワクチンは，接種後に血液検査で抗体価測定が推奨される稀有なワクチンです（他のワクチンは原則，不要です）．

米国のガイドラインでは，ヒトパピローマウイルス（HPV）ワクチンも 9〜26 歳のすべての人（男女問わず）に推奨されています．これも，ぼくはほとんどやっていません．やるべきなのかもしれません．

水痘・帯状疱疹ウイルスについては2種類のワクチンがあります．抗体陰性でCD4が200以上あれば，水痘ワクチン（生ワクチン）が推奨となります．50歳以上では組み換え帯状疱疹ワクチン（こちらは生ワクチンではありません）が推奨となります．2回接種です．

ただし，こうしたワクチンも自費になってしまうのでお財布との相談になります．価格は医療機関によって異なります．ちなみに神戸大学病院でのワクチンの価格は以下のとおりです．2022年12月での神戸大学病院感染症内科の予防接種のレパートリーとお値段です．1回分のお値段です．

予防接種料

（1）広域予防接種事業による各種予防接種		1回につき	市町村が定める被接種者からの徴収額に準ずる額
（2）定期予防接種			
	A類定期予防接種		
	HIb ワクチン（アクトヒブ）	1回につき	神戸市が定める被接種者からの徴収額に準ずる額
	小児肺炎球菌ワクチン（プレベナー）	1回につき	
	B型肝炎ワクチン	1回につき	
	4種混合（ジフテリア・百日咳・破傷風・ポリオ）ワクチン（DPT-IPV）	1回につき	
	不活化ポリオワクチン（IPV）	1回につき	
	3種混合（ジフテリア・百日咳・破傷風）ワクチン（DPT）	1回につき	
	BCG ワクチン	1回につき	
	ジフテリア・破傷風トキソイド（DT）	1回につき	
	麻疹・風疹混合ワクチン（MR）	1回につき	
	麻疹ワクチン	1回につき	
	風疹ワクチン	1回につき	
	水痘ワクチン	1回につき	
	乾燥細胞培養日本脳炎ワクチン	1回につき	
	ヒトパピローマウイルスワクチン（サーバリックス）	1回につき	

B 類定期予防接種		
インフルエンザワクチン	1 回につき	神戸市が定める被接種者からの徴収額に準ずる額
高齢者肺炎球菌ワクチン	1 回につき	
（3）任意予防接種		
インフルエンザワクチン		
（1 回目）（1〜13 歳未満）	1 回につき	3,884
（2 回目）（6 ヶ月〜65 歳未満）	1 回につき	3,532
その他の場合	1 回につき	5,269
乾燥細胞培養日本脳炎ワクチン		
（1 期）	1 回につき	6,482
（2 期）	1 回につき	7,062
破傷風トキソイド		
（1 期）	1 回につき	3,534
（2 期）	1 回につき	4,112
麻疹ワクチン	1 回につき	6,600
風疹ワクチン		
神戸市助成対象者	1 回につき	4,054
その他の場合	1 回につき	6,600
麻疹・風疹混合ワクチン（MR）		
神戸市助成対象者	1 回につき	7,650
その他の場合	1 回につき	10,197
ロタウイルス胃腸炎ワクチン（ロタリックス）		
神戸市助成対象者	1 回につき	12,202
その他の場合	1 回につき	14,239
ロタウイルス胃腸炎ワクチン（ロタテック）		
神戸市助成対象者	1 回につき	7,114
その他の場合	1 回につき	9,152
ムンプスワクチン		
神戸市助成対象者	1 回につき	4,577
その他の場合	1 回につき	6,614
水痘ワクチン		
帯状疱疹予防接種（50 歳以上）	1 回につき	8,437
その他の場合	1 回につき	8,437
帯状疱疹ワクチン（シングリックス）	1 回につき	21,670
B 型肝炎ワクチン（ビームゲン）	1 回につき	4,761

	B 型肝炎ワクチン（ヘプタバックス）	1 回につき	4,761
	BCG ワクチン	1 回につき	6,677
	小児肺炎球菌ワクチン（プレベナー）	1 回につき	11,407
	3 種混合（ジフテリア・百日咳・破傷風）ワクチン（DPT）	1 回につき	5,148
	ヒトパピローマウイルス（サーバリックス）	1 回につき	16,017
	ヒトパピローマウイルス（シルガード 9）	1 回につき	26,950
	高齢者肺炎球菌ワクチン（ニューモバックス）	1 回につき	8,239
	Hib ワクチン（アクトヒブ）	1 回につき	7,794
	4 種混合（ジフテリア・百日咳・破傷風・ポリオ）ワクチン（DPT-IPV）	1 回につき	10,499
	不活化ポリオワクチン（IPV）	1 回につき	9,234
	ジフテリア・破傷風混合トキソイド（DT）	1 回につき	4,922
	A 型肝炎ワクチン（エイムゲン）	1 回につき	7,700
	狂犬病ワクチン（ラビピュール）	1 回につき	16,940
	破傷風免疫グロブリン	1 回につき	7,370
	B 型肝炎免疫グロブリン	1 回（1000 単位）につき	54,010
	髄膜炎菌ワクチン（メナクトラ）	1 回につき	25,850
（4）輸入ワクチン接種			
	髄膜炎 B 群ワクチン（Bexsero）	1 回につき	26,730
	輸入狂犬病ワクチン（Verorab）	1 回につき	15,950
	A 型肝炎ワクチン（Havrix）	1 回につき	16,500
	2 種混合（A 型肝炎・B 型肝炎）ワクチン（Twinrix 成人用）	1 回につき	17,160
	2 種混合（A 型肝炎・B 型肝炎）ワクチン（Twinrix 小児用）	1 回につき	16,170
	ヒトパピローマウイルス（HPV）ワクチン（Gardasil 9）	1 回につき	33,880
	3 種混合（麻疹・風疹・ムンプス）ワクチン（Priorix）	1 回につき	12,980
	ダニ媒介脳炎ワクチン小児用（Encepur N FSME）	1 回につき	15,730

ダニ媒介脳炎ワクチン（Encepur N FSME）	1回につき	15,730
腸チフスワクチン（Typhim Vi）	1回につき	12,760
経口コレラワクチン（Dukoral）	1回につき	16,830
成人用3種混合（破傷風・ジフテリア・百日咳）ワクチン（Boostrix）	1回につき	13,530

G6PD欠乏

ダプソンなどをニューモシスチス肺炎予防に投与する場合，あるいはプリマキンを用いる場合など，グルコース6リン酸デヒドロゲナーゼ欠乏のスクリーニングが推奨されています．が，日本ではこの検査を行うのはとても難しく，現在はぼくも行っていません．日本人では稀で，仮にあったとしても多くは新生児黄疸で診断されることが多いそうです．非日本人患者では悩ましい問題になりえます．

A Japanese neonatal case of glucose-6-phosphate dehydrogenase deficiency presenting as severe jaundice and hemolytic anemia without apparent trigger|SpringerPlus|Full Text.
https://springerplus.springeropen.com/articles/10.1186/2193-1801-2-434（Accessed 31 August 2023）

妊娠

妊娠可能な女性の場合，初診で妊娠検査が推奨されます．分娩までARTを継続し，新生児には必要に応じた抗ウイルス薬が提供されます（前述）．

授乳

前述のように，HIV陽性の母体からの母乳の提供は推奨されません．ウイルス量が検出感度以下になっても，母乳からのHIV感染例が報告されています．ここはU=Uじゃないんですね．

JCOPY 498-11722

血中テストステロン濃度

性欲が減退した，勃起不全（ED）がある男性の場合などに推奨されます．朝10時前に採血して測定します．

他の感染症のスクリーニング

ガイドラインでは単純ヘルペスウイルスのIgG，サイトメガロウイルスIgG，トキソプラズマIgGの検査はルーチンでは推奨されません．また，クリプトコッカス抗原検査もオプションとしての存在で，推奨されてはいません．

がんの予防

高齢化するHIV感染者では，がんの予防，それもクラシックなエイズ関連でない，「普通の」がん，「よくある」がんの予防が重要です．

よって，まずガイドラインでは禁煙が推奨されます．当たり前ですね．

いや，当たり前ではないか．

かつて，ニューヨーク市のHIVクリニックで診ていた患者さんは，ニューモシスチス肺炎，クリプトコッカス髄膜炎，中枢神経リンパ腫などさまざまな日和見感染を患い，生死の境をさまよっていました．中枢神経疾患のために歩行もままならなくなって，免疫不全もかなり進行していました．彼女は（女性でした），「なにもできないけど，せめてタバコは吸いたい」と言いました．ぼくは「どうぞ」と言ったのです．

こういう時代が終わりを告げ，生命予後が十分に期待できるようになったからこそHIV感染者に「禁煙」なのです．エイズケアの進歩に感謝しかありません．

がんのスクリーニングについてはU.S. Preventive Services Task Force（USPSTF）の推奨に準じます．

本稿執筆時点では，女性であれば50～74歳で2年ごとのマンモグラフィーが推奨されています．

また，21歳以上では子宮頸部のPapスメアを毎年，推奨されています．3回スメアが正常であれば，次の検査は3年後に延長できます．

肛門がんのスクリーニングはオプションです．

肝硬変があれば，半年ごとの腹部超音波とアルファ・フェト・プロテイン（AFP）の測定が推奨されます．

トランスジェンダーのがんスクリーニングは残存する臓器に準じて行います．

詳しくはUSPSTFのウェブサイトをご参照下さい．

https://www.uspreventiveservicestaskforce.org/uspstf/

ちなみに，本稿を執筆しているときは，USPSTFはHIV感染予防のためのPrEPをハイリスクの方に強く推奨すべくドラフトを公開していました（別項参照）．

歯科衛生

ガイドラインでは半年ごとの歯科衛生のチェックが推奨されています．定期的な歯科受診が大事ですし，HIV感染者をちゃんと診てくださる歯科医の発見と連携がさらに重要です．

脂質異常

ARTで脂質異常を起こしやすくなることもありますし，それでなくても患者が高齢化していますから定期的なコレステロール・プロファイルのチェックは必要です．薬物治療については後述します．

糖尿病

定期的な血糖測定は重要で，糖尿病を合併している場合にはガイドラインの推奨に従ってHbA1cを7%未満にするよう努めます．治療についてはこれも後述します．

骨密度

閉経後の女性や50歳以上の男性は定期的に骨密度を測定したほうがよいといわれています．特にTDF服用者ではリスクが高いです．トランスジェンダーの方の場合は，出生時の性別に従って骨密度を測定します．

非HIVのコモンな問題に気をつける

いわゆるHIV特有の問題じゃない，コモンな問題に着目しましょう．

例）

・頭痛: 偏頭痛や緊張性頭痛はないか．

・胸痛，息切れ: 狭心症などの冠動脈疾患やCOPD，肺がんなど．

・悪心嘔吐: 脳内占拠性病変，ARTによる乳酸アシドーシス，腎疾患など鑑別は多いです．「悪心嘔吐」=消化器疾患=CTとか内視鏡，のピットフォールに落ちないように．

食事

生ものは避けるよう推奨されていますが，その根拠となるエビデンスは希薄です．個人的にはCD4が十分高くなった患者さんはたまに刺し身を食べるくらいはOKにしています．生野菜や果物もよく洗えば．生肉，生卵はアウトかな．ここはかなりイワタ個人の意見です．CD4が低い場合は上記全てアウトにしています．

高齢者の併用薬

HIV感染者は高齢化が進んでいます．EACSガイドラインには，高齢者が服薬しそうな，そして避けるべき薬トップ10がまとめられていて，参考になります．みなさん，使ってないですか？

高齢 HIV 陽性者で避けるべき薬剤上位の 10 分類

薬剤分類	問題・代替治療
第一世代抗ヒスタミン薬 例: クレマスチン，ジフェンヒドラミン，doxylamine，ヒドロキシジン	強力な抗コリン作用を有しており，認知障害，せん妄，転倒，末梢の抗コリン性副作用（口渇，便秘，霧視，尿閉）のリスクがある 代替薬: セチリジン，デスロラタジン，ロラタジン
三環系抗うつ薬 例: アミトリプチリン，クロミプラミン，doxepin，イミプラミン，トリミプラミン	強力な抗コリン作用を有しており，認知障害，せん妄，転倒，末梢での抗コリン性副作用（口渇，便秘，霧視，尿閉）のリスクがある 代替薬: citalopram，エスシタロプラム，ミルタザピン，ベンラファキシン
ベンゾジアゼピン系薬 長時間作用型および短時間作用型ベンゾジアゼピン 例: クロナゼパム，ジアゼパム，ミダゾラム 非ベンゾジアゼピン系睡眠薬 例: ゾルピデム，ゾピクロン	高齢者はこれらの薬剤の作用への感受性が相対的に高く，転倒，骨折，せん妄，認知障害，薬物依存のリスクがある．最低用量を短期間，慎重に使用する 代替法: 睡眠障害/睡眠衛生の非薬物治療
非定型抗精神病薬 例: クロザピン，オランザピン，クエチアピン	すべての抗精神病薬で，脳卒中および死亡のリスクが高まる抗コリン性副作用あり 代替薬: アリピプラゾール，ziprasidone
泌尿器鎮痙薬 例: オキシブチニン，ソリフェナシン，トルテロジン	強力な抗コリン作用を有しており，認知障害，せん妄，転倒，末梢での抗コリン性副作用（口渇，便秘，霧視，尿閉）のリスクがある 代替法: 非薬物治療（骨盤底筋体操）
刺激性下痢 例: センナ，ビサコジル	長期使用により腸管機能不全が引き起こされる可能性がある 代替法: 食物繊維の摂取，水分補給，浸透圧性下剤
NSAIDs 例: ジクロフェナク，インドメタシン，ketorolac，ナプロキセン	消化管出血，腎不全，心不全増悪のリスクがあるため，NSAIDs の長期使用は避ける 代替薬: パラセタモール（アセトアミノフェン），弱オピオイド
ジゴキシン 用量＞0.125 mg/日	毒性のリスクがあるため，0.125 mg/日を超える用量の投与は避ける 心房細動に対する代替薬: β 遮断薬
長時間作用型スルホニル尿素薬 例: グリブリド（グリベンクラミド），クロルプロパミド	重症低血糖が長時間持続する可能性がある 代替薬: メトホルミンまたはその他の抗糖尿病薬
感冒薬 ほとんどの感冒薬は抗ヒスタミン薬（例: ジフェンヒドラミン）およびうっ血除去薬（例: フェニレフリン，プソイドエフェドリン）を含有する	第一世代抗ヒスタミン薬は，上記のように中枢および末梢で抗コリン性副作用を引き起こす可能性がある．うっ血除去薬の経口投与により，血圧が上昇する可能性がある

記号用例
NSAIDs: 非ステロイド性抗炎症薬
（European AIDS Clinical Society（EACS）．EACS Guidelines version 11.0, October 2021.　https://www.eacsociety.org/media/eacs_guidelines_11.0_jpn.pdf）

JCOPY 498-11722

フレイルのスクリーニング

フレイル

フレイルは，身体的および認知機能低下とストレス因子に対する脆弱性の増加を伴う臨床的症候群と定義され，死亡を含め，健康への悪影響のリスクと関連する．フレイルは，その原因となっている可能性のある疾患または病態とは別のものとして考える必要がある．この老年症候群は，背景を一致させた HIV 陰性対照者と比較して HIV 陽性者で予想以上に多くみられ，より早い年齢で発症する可能性がある．フレイルは潜在的に可逆性であり，早期の発見と管理が優先される．50 歳以上の HIV 陽性者には，妥当性検証済みの迅速フレイル評価ツールを用いて，フレイルのスクリーニングを行う．フレイルの評価によりベネフィットが得られる可能性がある HIV 陽性者を特定するためのアルゴリズムを以下に示す．

フレイルのスクリーニング

50 歳以上の HIV 陽性者では，フレイルのスクリーニングを検討する．この年齢のカットオフ値は，50 歳以上の HIV 陽性者でフレイルの発症率が高いことが示されていることから設定した．ベネフィットのエビデンスについては依然不明であるが，一部の専門家により推奨されている．
スクリーニングには，この目的における妥当性検証済みのツールを用いる必要があり，訓練を受けた医療スタッフ（看護師，開業医など）であれば誰でも実施できる．ゴールドスタンダードは存在せず，ここではフレイルのスクリーニングツールとして，簡単で安価かつ迅速に実施できるフレイルスケール（FS）を提案するが，歩行速度の測定または Short Physical Performance Battery（SPPB）といった他の検証済みのツールも使用できる．

フレイルスケール（FS）	
この 4 週間にどのくらいの時間，疲労感がありましたか？	すべての時間，ほとんどの時間＝1 ポイント
休まずかつ補助具を使わずに独力で階段を 10 段上がることについて，問題はありますか？	はい＝1 ポイント
補助具の有無にかかわらず数百メートルの距離を独力で歩くことについて，問題はありますか？	はい＝1 ポイント
次のうち，いくつの疾患がありますか？ 高血圧，DM，がん，慢性肺疾患，心臓発作，うっ血性心不全，狭心症，喘息，関節炎，脳卒中，腎臓病	5 個超＝1 ポイント
5% 以上の体重減少がありましたか？	はい＝1 ポイント

フレイルのスクリーニングに推奨されるアルゴリズム

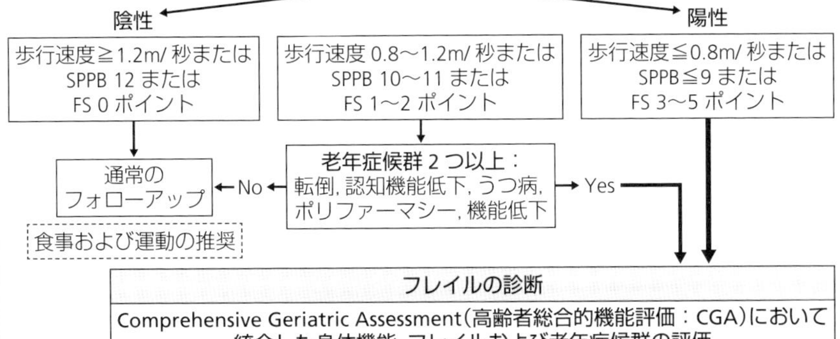

引用元：Brañas F, et al. European Geriatric Medicine. 2019;10:259-65

（European AIDS Clinical Society（EACS）．EACS Guidelines version 11.0, October 2021．https://www.eacsociety.org/media/eacs_guidelines_11.0_jpn.pdf）

これも大事ですね．EACSのガイドラインから引用です．HIV感染者では50歳以上でフレイルが増えます．

ペット

ペットは，患者さんによってはとても大事なので積極的に許容します．が，猫や犬に噛まれたあとの感染ケアや糞の処理は重要で，素手で糞を扱わないなどの指導は必要です．CD4がめっちゃ低い場合のペットの是非は難しいところでケース・バイ・ケースです．新しい動物を飼うのはCD4が上がるまではお待ちいただくことが多いです．

参考: Thompson MA, Horberg MA, Agwu AL, et al. Primary care guidance for persons with human immunodeficiency virus: 2020 update by the HIV Medicine Association of the Infectious Diseases Society of America. Clin Infect Dis. 2021; 73: e3572–e3605.

https://www.idsociety.org/practice-guideline/primary-care-management-of-people-with-hiv/#FullRecommendationsforthePrimaryCareofPersonswithHIV

8 急性レトロウイルス症候群

急性レトロウイルス症候群は，HIV 感染数週間後に発熱，皮疹，咽頭痛，髄膜炎などの非特異的症状を示すことを言います．このときに HIV 感染を疑って早期診断することが可能なときもあります．

急性レトロウイルス症候群時に ART を始めれば，感染を防止できるのではないか，という意見がありますが定見がありません．まだ CD4 がとても高いこの時期に ART を始めても，多くの方は嘔吐などの副作用が強すぎて ART をどのみち断念してしまうことが多いです．また，急性感染後の治療期間については定見がありません．3 カ月間セロコンバーションがないかどうかフォローします．

急性感染でも，妊婦であれば母子感染予防のために全例 ART を開始するようガイドラインは推奨しています．レジメンは基本的に普通の感染と同じです．海外では CAB を PrEP で使っているときは，INSTI は回避することを推奨しています（前述）．ただし，臨床試験を組みにくいこともあり，そのエビデンスは十分ではありません．

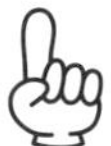

Point

◆ 急性レトロウイルス症候群のときも ART．エビデンスは乏しい．

9　針刺し対応，レイプ対応

針刺しがあったときは，速やかに職場を離れて病院の針刺し対応プロトコルに乗っかることが大事です．ここではHIVに特化した対応についてお話しします．

まず，曝露のタイプ（exposure type），感染の危険性を見積もります．大量の血液に曝露される，手術の縫合針ではなく，採血用の針刺しはよりリスクが高いです．深いキズは浅いキズよりリスクが高いです(当たり前ですね)．動脈や静脈といった血管に近いキズはそうでないところよりリスクは高いです．

次に，「患者」（ソースsourceと呼びます．針刺しの源，の意味です）のリスクを見積もります．HIV陽性とわかっている場合はもちろんリスクは高いです．でも，ARTをしっかり飲んでいてウイルス量が検出感度以下に低下していれば，リスクは低いでしょう．

エイズを発症している，あるいは急性レトロウイルス症候群を発症していてウイルス量が多いときはリスクはとても高いです．患者のHIV検査が不明な場合は速やかに検査してリスクを見積もります．とても残念なことですが，ときに普通ゴミのゴミ箱の中に血のついた針が入っていて，掃除のおじさんやおばさんが針刺しをすることがあります．こんなときはHIV感染のリスクは「まったくわからない」ことになるので悩みます．手技をしたら，かならず尖ったものは全部針入れに捨てて，それから他の作業をしましょうね．

こんな感じでリスクを見積もります．そしてPEP(post exposure prophylaxis)という予防の抗HIV薬を飲むかどうかを針刺しにあった医療者と相談します．PEPはペップと読むこともありますが，マンチェスター・シティの監督とはもちろんなんの関係もありません．自治体によってPEP提供のプロトコルが決まっていると思います．72時間以内に提供します．前述しましたが，参考までに兵庫県のPEP提供プロトコルを再掲します．

https://web.pref.hyogo.lg.jp/kf16/documents/hivmanyual.pdf

PEPは現在では通常のART同様，3剤併用です．通常はRAL/TDF/FTC（TAF/FTCも可能）という「普通の方法」です．

JCOPY 498-11722

PEP 後の外来でのフォローは通常 6 カ月間ですが，4 カ月フォローという短期型のものもあります．

レイプの被害に遭ったときも，PEP が適応となるときがあります．レイプ被害の時には，

警察への届けと捜査に必要な検体の採取
外傷の治療
こころのキズの治療
性感染症（STD）の診断と治療

が必要になります．HIV 感染も STD 対応の一環です．基本的に，レイプの被害者の医療的対応は経験豊かな医師にまかせるのがよいと思います．レイプ対応全般については拙著「感染症外来の帰還」（医学書院，豊浦麻記子先生との共著）をごらんください．

PrEP

最近ではこのような HIV の曝露がある「前に」抗 HIV 薬を飲んで感染を予防しちゃおう，というアイデアも出てきています．これを Preexposure Prophylaxis（PrEP）Initiative と呼びます．いろいろな研究がでており，海外では確立された HIV 予防方法で，新規感染者を減らす大きな要因にもなっています．

日本では保険診療上で PrEP は使えませんが，最近，日本エイズ学会が手引きを作っています．これがとてもよくできています．千葉大学の谷口俊文先生らの労作です．

https://jaids.jp/wpsystem/wp-content/uploads/2022/11/tebiki-1Pver.pdf

日本の学会が，厚生労働省が認めていない，保険診療にも収載されていない，輸入薬しか使えないといった制度上，非常に脆弱な環境下であえてこの方法を「推奨」する，というのはとても勇気がいることだと思います．しかし，「仕組みを解説」するのが専門家の仕事ではなく，「仕組みはないけど，科学的に正しい」を伝えるのがプロの仕事です．素晴らしいなあ．

PrEP に使うのは，基本的には TDF/FTC あるいは TAF/FTC です．毎日飲む

デイリーPrEPや，性行為前後で飲むオンデマンドPrEPがあります．また，CAB-LAという注射製剤の使用も最近では選択肢になります．この話はすでにしました．

なお，PrEPには開始前評価やフォローなど，医療者のスーパービジョンが必須です．定期的なHIV検査，ウイルス性肝炎の検査，妊娠検査などが必要です．個人が薬を輸入して勝手に使うのは厳に慎まねばなりません．そもそも，輸入した薬がオーセンティックな本物かどうかもわかりませんし．ED治療薬など，ネットで購入するものはわりとニセモノだったりするとか，しないとか．

10 神経症状がある場合

エイズ患者さんはいろいろな神経学的な問題を抱えていることが多いです．

日和見感染の多くは中枢神経に障害をきたします．クリプトコッカス髄膜炎，サイトメガロウイルスや単純ヘルペスウイルスによる脳炎，トキソプラズマ脳症，結核性髄膜炎，脳内結核腫などなど．広義の「日和見感染」には脳内リンパ腫や進行性多発性白質脳症（PML）などがあります．前者はEBウイルス，後者はJCウイルスが原因と考えられています．

薬の副作用も重要です．特に気をつけるべきは，EFVとDTGです．あと，抗菌薬のフルオロキノロンなども中枢神経系の副作用を起こすことがあります．キノロンは結核やMACの治療などでときどき使うので，問題になることがあります．

また，HIV感染「そのもの」による中枢神経障害もあります．むかしはエイズ痴呆とかいわれていましたが，今はHuman Immunodeficiency Virus（HIV）-1 Associated Neurocognitive Disorders（HAND）と呼ばれます．HANDには，無症候性で画像のみ異常になるAsymptomatic Neurocognitive Impairment（ANI），軽症のMild Neurocognitive Disorder（MND），重症型の認知症HIV-Associated Dementia（HAD）の3つに分類されています．日本におけるHANDの有病率は25％程度といわれています．

日本におけるHIV関連神経認知障害（HAND）の有病率と関連因子：J-HAND研究結果報告から．
https://www.niid.go.jp/niid/ja/typhi-m/iasr-reference/2411-related-articles/related-articles-451/7525-451r04.html
（Accessed 4 September 2023）

さて，こういう患者にARTはどうしましょう．問題はですね，中枢神経に合併症をきたしたエイズの患者さんには中枢神経へ移行性のよいARTのほうがよいのか，否かということです．

抗HIV薬の中枢神経への移行性はそれぞれ異なります．有名かつ重要なもののみ．中枢神経への移行性はCPEスコアで分類しています．Central nervous sys-

CPE（central nervous system penetration effectiveness）

■中枢神経への移行性がよいと考えられる抗 HIV 薬………………………CPE スコア 4
ジドブジン（AZT）
ドルテグラビル（DTG）
■中枢神経への移行性がまあまあと考えられる抗 HIV 薬…………………CPE スコア 3
エムトリシタビン（FTC）
アバカビル（ABC）
ダルナビル（DRV/r）
エファビレンツ（EFV）
リルピビリン（RPV）
■移行性はちょっと…………………………………………………………CPE スコア 2
ラミブジン（3TC）
■中枢神経への移行性がない，あるいは小さいと考えられる抗 HIV 薬…‥CPE スコア 1
テノホビル（TDF，TAF）

（Price RW. HIV-associated neurocognitive disorders: Management UpToDate Jan 08, 2018 Update）

tem penetration effectiveness スコアの略です．

結論から言うと，この命題の答えは，本書執筆の時点ではよくわかりません．と 2011 年の第 1 版で書きましたが，2023 年現在でも，よくわかっていません．まあ，こういう「長年，わかってない状況が続いている」命題というのはたいてい「あまり，たいした問題ではない」ことが多いのですが．

敗血症性ショックにステロイドを使うべきか否かは長年もめているテーゼですが，長年もめてて決着がつかない，ということはステロイドが効くにせよ効かないにせよ，臨床的インパクトはとても小さいということを意味しています．こういう洞察をアブダクションといいます．エビデンスも大事ですが，アブダクションも等しく大事なのです．

確かに中枢神経への移行性がよい ART のほうが髄液内 HIV ウイルス量を減らすのですが，むしろ症状が悪くなっちゃった……なんてスタディーがあります。

Marra CM, Zhao Y, Clifford DB, et al. Impact of combination antiretroviral therapy on cerebrospinal fluid HIV RNA and neurocognitive performance. AIDS. 2009; 23: 1359-66.

中枢神経への移行性のよい抗 HIV 薬は，中枢神経への毒性も高かったりしま

JCOPY 498-11722

す．典型例が，DTGです．効果が勝つか，毒性が勝つか．総じての利益（net benefit）がはっきりしないときに，CPEスコアが高いから，DTGじゃ!!　というのは短見だとぼくは思います．

というわけで，今のところぼくはARTの選択に，中枢神経への移行性をあまり考慮しないようにしています．ただ，個人的には，副作用がややこしいのでEFVとDTGは使いません．

同様に，うつ病（自殺企図含む），不安障害，パーソナリティ障害，違法薬物やアルコール依存症など，精神科の疾患を持っている患者さんにはこうした薬は回避しています．

なお，ベンゾジアゼピン系やSSRI/SNRIなどを使用する際も，RALベースのARTは相互作用がなくて使いやすいです．EACSガイドラインから引用します．

抗うつ薬と ARV 薬の薬物相互作用

	抗うつ薬	ATV/c	ATV/r	DRV/c	DRV/r	LPV/r	DOR	EFV	ETV	NVP	RPV	FTR	MVC	BIC	CAB（経口）	CAB/RPV	DTG	EVG/c	RAL	TAF	TDF
NaSSA	ミルタザピン	↑[a]	↑[a]	↑	↑	↑[a]	↔	↓	↓	↓	↔[a]	↔[a]	↔	↔	↔	↔[a]	↔	↑	↔	↔	↔
SSRI	citalopram	↑[a,b]	↑[a,b]	↑	↑	↑[a,b]	↔	↓	↓	↓	↔[a]	↔[a]	↔	↔	↔	↔[a]	↔	↑	↔	↔	↔
	エスシタロプラム	↑[a,b]	↑[a,b]	↑	↑	↑[a,b]	↔	↓	↓	↓	↔[a]	↔[a]	↔	↔	↔	↔[a]	↔	↑	↔	↔	↔
	fluoxetine	↑	↑	↑	↑	↑[a]	↔	↔	↔	↔	↔	↔	↔	↔	↔	↔	↔	↑	↔	↔	↔
	フルボキサミン	↑	↑	↑	↑	↑[a]	↔	↔	↔	E	↔	↔	↔	↔	↔	↔	↔	↑	↔	↔	↔
	パロキセチン	↑↓?	↑↓?	↑↓?	↓39%	↑↓?	↔	↔	↑3%	↔	↔	↔	↔	↔	↔	↔	↔	↑↓?	↔	↔	↔
	セルトラリン	↑	↑	↑	↓49%	↓[a]	↔	↓39%	↓	↓	↔	↔	↔	↔	↔	↔	↔	↓7%	↔	↑9%	↔
	ボルチオキセチン	↑[c]	↑[c]	↑[c]	↑[c]	↑[c]	↔	↔	↔	↔	↔	↔	↔	↔	↔	↔	↔	↑[c]	↔	↔	↔
SNRI	desvenlafaxine	↔	↔	↔	↔	↔	↔	↔	↔	↔	↔	↔	↔	↔	↔	↔	↔	↔	↔	↔	↔
	デュロキセチン	↑	↑↓	↑	↑↓	↑↓	↔	↔	↔	↔	↔	↔	↔	↔	↔	↔	↔	↑	↔	↔	↔
	ミルナシプラン	↔	↔	↔	↔	↔	↔	↔	↔	↔	↔	↔	↔	↔	↔	↔	↔	↔	↔	↔	↔
	ベンラファキシン	↑[a]	↑[a]	↑	↑	↑[a]	↔	↓	↓	↓	↔[a]	↔[a]	D	↔	↔	↔[a]	↔	↑	↔	↔	↔
TCA	アミトリプチリン	↑	↑	↑	↑	↑[a,b]	↔	↔	↔	↔	↔	↔	↔	↔	↔	↔	↔	↑	↔	↔	↔
	クロミプラミン	↑[a,b]	↑[a,b]	↑[b]	↑[b]	↑[a,b]	↔	↓	↓	↓	↔	↔	↔	↔	↔	↔	↔	↑[b]	↔	↔	↔
	desipramine	↑[a]	↑[a]	↑	↑	↑5%[a]	↔	↔	↔	↔	↔[a]	↔[a]	↔	↔	↔	↔[a]	↔	↑	↔	↔	↔
	doxepin	↑	↑	↑	↑	↑	↔	↔	↔	↔	↔	↔	↔	↔	↔	↔	↔	↑	↔	↔	↔
	イミプラミン	↑[a,b]	↑[a,b]	↑[b]	↑[b]	↑[a,b]	↔	↓	↓	↓	↔[a]	↔[a]	↔	↔	↔	↔[a]	↔	↑[b]	↔	↔	↔
	ノルトリプチリン	↑[a]	↑[a]	↑	↑	↑[a]	↔	↔	↔	↔	↔[a]	↔[a]	↔	↔	↔	↔[a]	↔	↑	↔	↔	↔
	トリミプラミン	↑[a]	↑[a]	↑	↑	↑[a]	↔	↔	↔	↔	↔[a]	↔[a]	↔	↔	↔	↔[a]	↔	↑	↔	↔	↔
TeCA	マプロチリン	↑[a]	↑[a]	↑	↑	↑[a]	↔	↔	↔	↔	↔[a]	↔[a]	↔	↔	↔	↔[a]	↔	↑	↔	↔	↔
	ミアンセリン	↑[a]	↑[a]	↑	↑	↑[a]	↔	↓	↓	↓	↔[a]	↔[a]	↔	↔	↔	↔[a]	↔	↑	↔	↔	↔
その他	agomelatine	↔	↓	↔	↓	↓	↔	↔	↔	↔	↔	↔	↔	↔	↔	↔	↔	↔	↔	↔	↔
	bupropion	↔	↓	↔	↓	↓57%	↔	↓55%	↔	↓	↔	↔	↔	↔	↔	↔	↔	↑?	↔	↔	↔
	nefazodone	↑	↑	↑	↑	↑	E	↓E	↓E	↓E	E	E	E	E	↔	E	↔	↑	↔	↔	↔
	phenelzine	↔	↔	↔	↔	↔	↔	↔	↔	↔	↔	↔	↔	↔	↔	↔	↔	↔	↔	↔	↔
	reboxetine	↑	↑	↑	↑	↑	↔	↓	↓	↓	↔	↔	↔	↔	↔	↔	↔	↑	↔	↔	↔
	セント・ジョーンズ・ワート	D[d]	D[d]	D[d]	D[d]	D[d]	D[d]	D[d]	D[d]	D[d]	D[d]	D[d]	D[d]	D[d]	↔	D[d]	D[e]	D[d]	D	D[d]	↔
	tranylcypromine	↑	↑	↑	↑	↑	↔	↓	↓	↓	↔	↔	↔	↔	↔	↔	↔	↑	↔	↔	↔
	トラゾドン	↑[a,b]	↑[a,b]	↑	↑	↑[a,b]	↔	↓	↓	↓	↔	↔	↔	↔	↔	↔	↔	↑	↔	↔	↔

色別用例

- (白) 臨床的に重要な相互作用は予測されない
- (濃) 併用禁忌
- (淡) 臨床的に重要な相互作用の可能性あり．追加モニタリング，用量または投与間隔の調節を要する
- (中) 弱い相互作用の可能性あり．追加措置 / モニタリングまたは用量調節が必要となる可能性は低い

記号用例

↑	抗うつ薬の曝露が増加する可能性あり
↓	抗うつ薬の曝露が減少する可能性あり
↔	重要な相互作用なし
D	ARV 薬の曝露が減少する可能性あり
E	ARV 薬の曝露が増加する可能性あり
ATV/c	COBI でブーストした ATV（300/150mg qd）
DRV/c	COBI でブーストした DRV（800/150mg qd）
CAB/RPV	長時間作用型注射剤 CAB および RPV の筋肉内投与（RPV は PK および / または QT 間隔において相互作用あり）

数値は，薬物相互作用試験で認められた AUC の増減を示す

NaSSA	ノルアドレナリン作動性・特異的セロトニン作動性抗うつ薬
SSRI	選択的セロトニン再取り込み阻害剤
SNRI	セロトニン・ノルアドレナリン再取り込み阻害剤
TCA	三環系抗うつ薬
TeCA	四環系抗うつ薬

ABC, FTC, 3TC, ZDV との相互作用
ABC, FTC, 3TC, ZDV と抗うつ薬との臨床的に重要な相互作用は予測されない

ibalizumab との相互作用
なし

コメント

a 両剤とも QT 延長の可能性あり
b ECG モニタリングを推奨
c 強力な CYP3A4 阻害剤を併用する場合，患者の臨床反応に応じて，CYP2D6 のプアメタボライザーではボルチオキセチンの減量を必要となる場合がある
d 研究から，hyperforin 含有量が少ない（<1mg/ 日）セント・ジョーンズ・ワートとの臨床的に重要な薬物動態学的相互作用のリスクは低いことが示唆されている（hyperforin は CYP および P-gp を誘導する成分）．hyperforin 含有量が明記され，hyperforin の総 1 日量が 1mg 以下のセント・ジョーンズ・ワートとの併用は検討してもよい
e 欧州製品概要では，INSTI 耐性が認められない HIV 陽性者に DTG 50mg bid を推奨している．米国の添付文書では，投与を推奨するだけの十分なデータがないことから，併用を避けることを推奨している

その他の情報
その他の薬物相互作用と，その他の薬物相互作用およびより詳細な薬物動態学的相互作用および用量調節により詳細な薬物動態学的相互作用および用量調節については，http://www.hiv-druginteractions.org（リバプール大学）を参照のこと

（European AIDS Clinical Society（EACS）．EACS Guidelines version 11.0, October 2021.　https://www.eacsociety.org/media/eacs_guidelines_11.0_jpn.pdf）

抗不安薬と ARV 薬の薬物相互作用

	抗不安薬	ATV/c	ATV/r	DRV/c	DRV/r	LPV/r	DOR	EFV	ETV	NVP	RPV	FTR	MVC	BIC	CAB（経口）	CAB/RPV	DTG	EVG/c	RAL	TAF	TDF
BZD	アルプラゾラム	↑	↑	↑	↑	↑	↔	↓	↓	↓	↔	↔	↔	↔	↔	↔	↔	↑	↔	↔	↔
	クロルジアゼポキシド	↑	↑	↑	↑	↑	↔	↓	↓	↓	↔	↔	↔	↔	↔	↔	↔	↑	↔	↔	↔
	クロナゼパム	↑	↑	↑	↑	↑	↔	↓	↓	↓	↔	↔	↔	↔	↔	↔	↔	↑	↔	↔	↔
	ロラゼパム	↔	↔	↔	↔	↔	↔	↔	↔	↔	↔	↔	↔	↔	↔	↔	↔	↔	↔	↔	↔
	oxazepam	↔	↔	↔	↔	↔	↔	↔	↔	↔	↔	↔	↔	↔	↔	↔	↔	↔	↔	↔	↔
SSRI	エスシタロプラム	↑[a]	↑[a]	↑	↑	↑[a]	↔	↓	↓	↓	↔[b]	↔[b]	↔	↔	↔	↔[b]	↔	↑	↔	↔	↔
	パロキセチン	↑↓?	↑↓?	↑↓?	↓39%	↑↓?	↔	↔	↑3%	↔	↔	↔	↔	↔	↔	↔	↔	↑↓?	↔	↔	↔
SNRI	デュロキセチン	↑	↑↓	↑	↑↓	↑↓	↔	↔	↔	↔	↔	↔	↔	↔	↔	↔	↔	↑	↔	↔	↔
	ベンラファキシン	↑[b]	↑[b]	↑	↑	↑[b]	↔	↓	↓	↓	↔[b]	↔[b]	D	↔	↔	↔[b]	↔	↑	↔	↔	↔
その他	buspirone	↑	↑	↑	↑	↑	↔	↓	↓	↓	↔	↔	↔	↔	↔	↔	↔	↑	↔	↔	↔
	ヒドロキシジン	↑[a,b]	↑[a,b]	↑[a,b]	↑[a,b]	↑[a,b]	↔	↔	↔	↔	↔	↔	↔	↔	↔	↔	↔	↑	↔	↔	↔

色別用例
- 臨床的に重要な相互作用は予測されない
- 併用禁忌
- 臨床的に重要な相互作用の可能性あり．追加モニタリング，用量または投与間隔の調節を要する
- 弱い相互作用の可能性あり．追加措置 / モニタリングまたは用量調節が必要となる可能性は低い

記号用例
- ↑　抗不安薬の曝露が増加する可能性あり
- ↓　抗不安薬の曝露が減少する可能性あり
- ↔　重要な相互作用なし
- D　ARV 薬の曝露が減少する可能性あり
- E　ARV 薬の曝露が増加する可能性あり

ATV/c　COBI でブーストした ATV（300/150mg qd）
DRV/c　COBI でブーストした DRV（800/150mg qd）
CAB/RPV　長時間作用型注射剤 CAB および RPV の筋肉内投与（RPV は PK および / または QT 間隔において相互作用あり）

数値は，薬物相互作用試験で認められた AUC の増減を示す

BZD　ベンゾジアゼピン
SSRI　選択的セロトニン再取り込み阻害薬
SNRI　セロトニン・ノルアドレナリン再取り込み阻害薬

ABC, FTC, 3TC, ZDV との相互作用

ABC, FTC, 3TC, ZDV と抗不安薬との臨床的に重要な相互作用は予測されない

ibalizumab との相互作用
なし

コメント
a　ECG モニタリングを推奨
b　両剤とも QT 延長の可能性あり

その他の情報
その他の薬物相互作用と，その他の薬物相互作用およびより詳細な薬物動態学的相互作用および用量調節により詳細な薬物動態学的相互作用および用量調節については，http://www.hiv-druginteractions.org（リバプール大学）を参照のこと

（European AIDS Clinical Society（EACS）．EACS Guidelines version 11.0, October 2021.　https://www.eacsociety.org/media/eacs_guidelines_11.0_jpn.pdf）

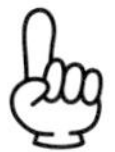

Point

- ◆ 中枢神経系の合併症を伴うエイズ患者に最適なARTも，「よくわかんない」．
- ◆ DTGとEFVは使わない．

11 脂質異常の治療

何度も申し上げていますが，かつて死の病であったHIV/エイズも，ARTにより患者は長生きできるようになりました．

皮肉なことに，加齢のためにいろいろな生活習慣病を合併するようになっています．

特に薬の相互作用で問題になりやすいのが，脂質異常の治療です．特に，ARTそのものの副作用として脂質異常が起きました．特にPIとかで多かったです．

が，近年のARTは脂質異常の副作用が非常に起きにくくなっています．ここで悩むことはほとんどなくなりました．

あと，アバカビル（ABC）は心血管系の疾患を起こしやすいかもしれない，というスタディーがありますが，これには否定的な見解もあります．脂質異常が強くて心血管疾患のリスクが高い患者さんにはアバカビルは避けるかもしれません．

脂質異常治療の根幹はスタチンの使用です．多くのスタチンはPI（リトナビル含む）と相互作用があります．もっとも，PI自体が脂質異常の副作用を持つために，普通はINSTIなどを使います．ただし，体重増加の副作用があるためにビクタルビ®は使いません．DTGも避けたほうが賢明です．また，コビシスタットの使用でいくつかのスタチンは併用禁忌になっています．

このような相互作用は多岐にわたりまた複雑ですから，その都度確認するのがよいでしょう．脂質異常に限定せず，Lexicomp®などのアプリや各種ガイドラインなどを参照ください．

なお，ぼくはプラバスタチン（メバロチン®）などを使い，場合によってはアトルバスタチン（リピトール®など）を使っています．RAL/TDF/XTCなら問題ありません．どちらもEACSガイドラインにも載せられている治療薬です．

12 糖尿病

HIV 感染者の糖尿病も増えてきました．高齢化のためでしょう．また，近年は糖尿病の治療薬も種類が増えてきて，勉強しないとわからなくなってきました．

AZT などいくつかの NRTI が血糖異常に関係したという症例報告をぼくは出しました．

Iwata K, Ogawa W. Reversible diabetes mellitus induced by use of, and improved after discontinuation of, the antiretroviral medication zidovudine: a case report. J Med Case Rep. 2017; 11: 157.

まあ，2 型糖尿病は複雑になっても現在でも治療薬の第一選択薬はメトホルミンです．いきなり新薬に走っちゃだめですよ．米国糖尿病学会 ADA のガイドラインが役に立ちます．ただし，心血管疾患リスクが高い，心不全がある，慢性腎臓病（CKD）がある場合などは，SGLT2 阻害薬や GLP-1 受容体アゴニストなどが用いられます．ぼくは SGLT2i や GLP-1-RA などは自分で出さずに，糖尿病の専門家と相談して出しています．

ElSayed NA, Aleppo G, Aroda VR, et al. 9. Pharmacologic approaches to glycemic treatment: Standards of care in diabetes—2023. Diabetes Care. 2022; 46: S140-57.

また，TDF を使うときは腎機能に要注意です．

13　HIVと固形臓器移植

ぼくが研修医の頃は，HIV感染者への免疫抑制剤の使用そのものが禁忌でした．当然，臓器移植なんて「論外」でした．が，現在では固形臓器移植は安全にHIV感染者に提供できています．造血幹細胞移植に至っては，HIV感染細胞がなくなって，HIV感染が「治癒」する場合すらあるほどです（感染に必要なCCR5を発現しない，HIVがそのCCR5を利用している，など特殊な条件が必要ですが）．

Gupta RK, Abdul-jawad S, McCoy LE, et al. HIV-1 remission following CCR5Δ32/Δ32 haematopoietic stem cell transplantation. Nature. 2019; 568: 244-8.

臓器移植に際しては，ある程度のCD4細胞数上昇が条件です．また，その後に用いる免疫抑制剤との相互作用なども鑑みなければいけません．リトナビルやコビシスタットのはいったレジメンは回避したほうがよいでしょう．HIV感染者は非感染者よりも移植臓器急性拒絶のリスクが2倍になります（EACSガイドラインによる）．

また，他の感染症のスクリーニングも重要です．

免疫抑制剤（SOT 用）と ARV 薬の薬物相互作用

	免疫抑制剤	ATV/c	ATV/r	DRV/c	DRV/r	LPV/r	DOR	EFV	ETV	NVP	RPV	FTR	MVC	BIC	CAB（経口）	CAB/RPV	DTG	EVG/c	RAL	TAF	TDF
CS	prednisone	↑	↑	↑	↑	↑	↔	↓20%	↓	↓	↔	↔	↔	↔	↔	↔	E11%	↑	↔	↔	↔
AM	アザチオプリン	↔	↔	↔	↔	↔	↔	↔	↔	↔	↔	↔	↔	↔	↔	↔	↔	↔	↔	↔	↔
	ミコフェノール酸	↔	↓[a]	↔	↓[a]	↓[a]	↔	↓[a]	↔	↓[a] D13%	↔	↔	↔	↔	↔	↔	↔	↔	↔	↔	↑E[b]
CNI	シクロスポリン	↑[a]	↑[a]	↑[a]	↑[a]	↑[a]	E	↓[a]	↓[a]	↓[a]	E	↔	E	E	↔	E	↔	↑[a]	↔	E	E[b]
	タクロリムス*	↑[a,c]	↑[a,c]	↑[a]	↑[a]	↑[a,c]	↓[a]	↓[a]	↓[a]	↓[a]	↔[c]	↔[c]	↔	↔	↔	↔[c]	↔	↑[a]	↔	↔	↔[b]
mTOR	エベロリムス	↑	↑	↑	↑	↑	↔	↓[a]	↓[a]	↓[a]	↔	↔	↔	↔	↔	↔	↔	↑	↔	↔	↔
	シロリムス	↑	↑	↑	↑	↑	↓[a]	↓[a]	↓[a]	↓[a]	↔	↔	↔	↔	↔	↔	↔	↑	↔	↔	↔[b]
その他	抗ヒト胸腺細胞免疫グロブリン	↔	↔	↔	↔	↔	↔	↔	↔	↔	↔	↔	↔	↔	↔	↔	↔	↔	↔	↔	↔
	バシリキシマブ	↔	↔	↔	↔	↔	↔	↔	↔	↔	↔	↔	↔	↔	↔	↔	↔	↔	↔	↔	↔
	belatacept	↔	↔	↔	↔	↔	↔	↔	↔	↔	↔	↔	↔	↔	↔	↔	↔	↔	↔	↔	↔

色別用例

- （白）臨床的に重要な相互作用は予測されない
- （濃灰）併用禁忌
- （淡灰）臨床的に重要な相互作用の可能性あり．追加モニタリング，用量または投与間隔の調節を要する
- （灰）弱い相互作用の可能性あり．追加措置 / モニタリングまたは用量調節が必要となる可能性は低い

記号用例

↑　免疫抑制剤の曝露が増加する可能性あり
↓　免疫抑制剤の曝露が減少する可能性あり
↔　重要な相互作用なし
D　ARV 薬の曝露が減少する可能性あり
E　ARV 薬の曝露が増加する可能性あり

ATV/c　COBI でブーストした ATV（300/150mg qd）
DRV/c　COBI でブーストした DRV（800/150mg qd）
CAB/RPV　長時間作用型注射剤 CAB および RPV の筋肉内投与
（RPV は PK および / または QT 間隔において相互作用あり）

*徐放性製剤がある

数値は，薬物相互作用試験で認められた AUC の増減を示す

AM　代謝拮抗薬
CNI　カルシニューリン阻害剤
CS　コルチコステロイド
mTOR　mTOR 阻害剤

ABC, FTC, 3TC, ZDV との相互作用

ABC：ミコフェノール酸（ミコフェノール酸の曝露量が減少する可能性あり）
ZDV：アザチオプリン（血液毒性が相加的に増加する可能性あり）
ZDV：ミコフェノール酸（ミコフェノール酸の曝露量が変化する可能性があるため，血漿中濃度をモニタリングする）

ibalizumab との相互作用
なし

コメント
a　免疫抑制剤の TDM を推奨
b　腎機能をモニタリング
c　両剤とも QT 延長の可能性あり．ECG モニタリングを推奨

その他の情報
その他の薬物相互作用と，より詳細な薬物動態学的相互作用および用量調節については，http://www.hiv-druginteractions.org（リバプール大学）を参照のこと

（European AIDS Clinical Society（EACS）．EACS Guidelines version 11.0, October 2021.　https://www.eacsociety.org/media/eacs_guidelines_11.0_jpn.pdf）

14　日和見感染（OI）やその他の合併症の治療

HIV 診療は ART のみからなるわけではありません．特に日和見感染(opportunistic infection: OI）の予防と治療は重要です．以下，簡単に概説し，臨床的に問題になりやすいところをまとめておきます．詳しくはガイドラインをご参照ください．

https://clinicalinfo.hiv.gov/en/guidelines/hiv-clinical-guidelines-adult-and-adolescent-opportunistic-infections/whats-new

予防薬

予防には一次予防（primary prophylaxis）と二次予防（secondary prophylaxis）があります．前者は OI 発症を予防する目的で，後者は発症した OI の再発を防ぐために行われます．実際はどちらも同じ予防薬を用いることが多いです．

▣ ニューモシスチス肺炎（PCP）予防

ニューモシスチス肺炎（PCP）を予防します．ついでにトキソプラズマ脳症など他の OI も予防できてしまうことも多いです．一次予防の適応は，CD4 200 未満の人，CD4 がリンパ球の 14%未満の人です（たいていは，実数でも 200 未満です）．200〜250 までの人も予防を考慮します．二次予防の適応はもちろん，PCP 発症者です．

【第一選択】

バクタ®（ST 合剤）　1 日 1 錠

副作用: 発熱，発疹が多いです．脱感作を行うと再投与可能なことも多いです．ST 合剤による HIV 感染者の発熱，皮疹はコモンでとてもよく見られますが，ペニシリンアレルギーと違って怖い怖い 1 型アレルギーではありません．原因は……よくわからないそうです．いずれにしても，脱感作は比較的安全です．ペニシリンの脱感作は ICU などでよく観察しながらおっかなびっくり行いますが，

ST の脱感作は必要なら外来でもできます．大体，70％くらいの成功率です．

脱感作の方法にはいろいろありますが，国立国際医療研究センター エイズ治療・研究開発センター（ACC）のものをここで引用します．5 日間で脱感作します．成功率は 80％以上とのことです．バクタ® 1 錠は 400 mg です．バクタ® 顆粒を薬剤師さんと協力して，以下のようにして朝晩飲んでもらいます．増量しているうちに発熱や皮疹が生じたら，そのときの投与量を維持し，症状が消えるまで待ちます．その後再び増量していくのです．

	朝	夕
1 日目	0.005	0.01
2	0.02	0.04
3	0.1	0.2
4	0.4	0.8
5	1	1

数字はバクタ® 投与量（g）

ST 合剤の減感作法｜参考図表｜診断と治療ハンドブック．https://www.acc.ncgm.go.jp/medics/treatment/handbook/part1/3-03.html（Accessed 4 September 2023）

バクタ® の他の副作用としては高カリウム血症，血球減少，肝障害などがあります．高カリウム血症はケイキサレートの併用などで無理やりカリウムを下げればなんとかなります（たいていは）．血球減少と肝障害についてはよい方法がなく，脱感作もできないので，あえなく断念……ということが多いです．

どうしてもバクタ® がだめなときは，

【第二選択】

サムチレール（アトバコン） 1,500 mg 1 日 1 回を食事とともに
あるいは
ペンタミジン吸入 300 mg 月 1 回

などを用います．

米国のガイドラインではペンタミジン吸入は Respirgard Ⅱネブライザーを使

用と厳密に規定されており，製造者も指定されていますが，日本ではもっと適当で，どのネブライザーでも使っています．

一次予防はCD4 200以上を3カ月維持できれば中止できます．薬を減らすのは患者のQOL上大切です．ARTがうまくいってバクタ®を中止できると，一段落ついて「やったぜ」という気持ちになります（ぼくだけ？）．もし残念ながらCD4が200未満にまた下がったら，予防を再開する必要があります．

▣ トキソプラズマ脳症予防

CD4が100未満になるとリスクが高いです．PCP同様，

バクタ®　1日1錠

で予防しますが，1日2錠を推奨する方もおいでです．

サムチレール（アトバコン）　1,500 mg 1日1回

なども可能です．

基本，PCP予防と「かぶる」わけですが，ペンタミジンなどに予防効果がないことに留意してください．

サムチレールにピリメタミン，ロイコボリン®を加えるやり方もあります．

トキソプラズマの一次予防はCD4>200を6カ月維持できれば中止できます．

二次予防は，治療薬を続行します（後述）．CD4>200を長く維持できるまで続行すべきとされています．

▣ MAC予防

非定型抗酸菌（MAC）感染症は怖いです．進行したエイズで発症します．CD4が50未満になると一次予防の適応でした．が，近年ではこの予防効果はないことがわかってきたので，アジスロマイシンは現在は用いません．効果的なARTで50以上は，わりとすぐに達成できますし．MACの疾患が起きたら，免疫が戻ってくるまでその治療を継続します．CD4を100以上で6カ月維持できたら，中止できます．

OI の治療（コモンなもの）

ニューモシスチス肺炎（PCP）

もっとも多い OI の一つです．発熱，歩いたら呼吸苦の患者をみたら，必ず PCP を考えましょう．PCP の診断から HIV 感染が見つかる（いわゆる，「いきなりエイズ」）は多いです．

基本は ST 合剤です．低酸素血症を合併していたらステロイドを併用します（PaO_2<70 mmHg あるいは A-a gradient>35 mmHg）．

バクトラミン®　12 アンプル　分 4　点滴±ステロイド×21 日
（体重 60 kg くらいの人で腎機能正常な場合）

経口投与可能なら

バクタ®　12 錠　分 4 あるいは分 3

に代えることも可能です（バクトラミン® 1 A とバクタ® 1 錠は同量です）．

ステロイドは，

プレドニゾン　80 mg　分 2×5 日，次いで 40 mg　分 1×5 日，
次いで 20 mg　分 1×11 日

で終了です．経口投与不可なら

ソル・メドロール®（メチルプレドニゾロン）　30 mg 12 時間おき×5 日，
次いで 30 mg 24 時間おき×5 日，次いで 15 mg 24 時間おき×11 日
（要するに，プレドニゾロンの 75%分）

ST 合剤が何らかの理由で使えないときは，

ベナンバックス®（ペンタミジン）　3～4 mg/kg/日を 60 分以上かけて
ゆっくり点滴×21 日

が選択肢になります．ペンタミジンは膵炎や腎障害，低血糖など副作用が多いので注意します．ステロイド併用の基準は ST に同じです．軽症例なら

サムチレール（アトバコン）　750 mg 1 日 2 回を食事とともに 21 日間

も可能です（予防と投与量いっしょ！）

治療終了したらそのまま二次予防に入ります．処方や中止の基準は一次予防と同じです．IRISの対応やART開始時期についてはすでに述べました．

▣ トキソプラズマ脳症

進行したエイズの中枢神経病変として有名です．リンパ腫やPML（進行性多発性白質脳症）と鑑別が難しいことがあります．症状によって抗けいれん薬やステロイドを併用しますが，安易に診断がつかないうちにステロイドを使うと，よくわからなくなるので要注意です．

ピリメタミン　50～75 mg/日＋サルファジアジン　1～1.5 g を
1日4回＋ロイコボリン　10～25 mg/日

で（治療効果を見ながら）6週間治療します．ピリメタミンは初回投与量は200 mgです．骨髄抑制の副作用があるので注意しましょう．ピリメタミンもサルファジアジンも熱帯病治療薬研究班から入手できます．

研究班が保管している薬剤.
http://www.nettai.org/保管薬剤/（Accessed 4 September 2023）

6週間の治療が終わった後も，

ピリメタミン　25～50 mg/日＋サルファジアジン　2,000～4,000 mg を
1日4回＋ロイコボリン　10～25 mg/日

でCD4が戻るまで二次予防を継続します．

第二選択薬は

ピリメタミン　50～100 mg/日＋ロイコボリン　20 mg/日＋
クリンダマイシン　600 mg　6時間おき

です．他にもST合剤などの治療のオプションがあります．

▣ 結核

結核の項をごらんください（138ページ）．

JCOPY 498-11722

■ 播種性 MAC 症

非定型抗酸菌（MAC）感染症は，

1. 播種性
2. 肺感染症
3. その他

が多いですが，エイズで問題になるのは播種性感染症です．ART 後には有痛性のリンパ節炎を起こすことも多いです．CD5 が 50 未満のかなり進行したエイズ患者で多いです．

治療は 2 剤あるいは 3 剤を併用します．

クラリスロマイシン 800 mg 分 2＋エタンブトール 15 mg/kg/日

の 2 剤が最も好ましいとガイドラインにはあります．

治療は経験値の高いクラリスロマイシンが推奨されています．アジスロマイシンでもよいようです．他にもレボフロキサシンやシプロフロキサシン，モキシフロキサシンのようなキノロン，ストレプトマイシン，アミカシンといったアミノグリコシド（他のアミノグリコシドはダメです）などを用います．

大切なのは，クラリスロマイシンの感受性をチェックすることです．耐性だと使えません．他の治療薬については耐性検査と臨床像の対応は定かではありません．治療効果のために治療開始 4〜8 週後に血液培養を行います．このまま治療を続けますが，もし CD4 が 100 以上を 6 カ月以上維持できたら，二次予防の中止も検討します．

■ 梅毒

梅毒は OI ではありませんが，HIV 患者は梅毒の合併が多く，神経梅毒も併発しやすいです．また，治療失敗例も多いです．

基本的にはテトラサイクリンではなく，ペニシリンによる治療がメインとなります．日本でもベンジルペニシリンベンザチン水和物（ステルイズ®）が使えるようになり，やっと治療が標準化しました．残念ながら HIV 感染者の梅毒，めっちゃ多いです．

ペニシリン/アレルギーがある患者では脱感作を行ってきましたが，最近はセフトリアキソンを使うことも多くなってきました．神経梅毒は点滴のペニシリン

G かセフトリアキソンを用います．専門家に相談してください．

詳しくは CDC が出している STI ガイドラインや拙著「抗菌薬の考え方，使い方 ver. 5」をご参照ください．

CDC. STI Treatment Guidelines. 2021.
https://www.cdc.gov/std/treatment-guidelines/default.htm
（Accessed 4 September 2023）

▣ カンジダ症

口腔内カンジダが多いですが，食道カンジダ（嚥下痛で見つかる！），播種性カンジダも多いです．播種性の時は必ず眼科受診して眼内炎の合併をチェックしましょう．重症度に応じてフルコナゾール，ミカファンギン，アムホテリシン B などの抗真菌薬を用います．治癒したら二次予防は不要です．

▣ クリプトコッカス髄膜炎

これも有名な OI で CD4 の低下した進行エイズに見られます．頭痛は軽度で，普通の髄膜炎と全然プレゼンテーションが違うのが特徴です．CD4 の低いエイズ患者の新規発症の頭痛は，そうでないとわかるまではクリプトコッカス髄膜炎です．髄液検査で，初圧がとても高いのが特徴です．頭蓋内圧が高いままだと治癒しないので，必要に応じて何度も髄液を取らなければいけません（治療的に）．比較的稀な OI であるクリプトコッカス髄膜炎はルーチンでの一次予防は不要と考えられています．

治療は，基本的にアムホテリシン B です．

アムビゾーム®（リピッド・フォーム　アムホテリシン B）　4〜6 mg/kg/日＋フルシトシンを 2 週間，その後ジフルカン®（フルコナゾール）　400 mg/日を 8 週間，その後 200 mg/日を CD4 が 200 以上になり 6 カ月を経過するまで．

▣ サイトメガロウイルス感染症（CMV）

サイトメガロウイルス感染はエイズでは網膜炎が有名ですが，肺臓炎や腸炎，脊髄炎，脳炎，肝炎と多彩な臨床像を示します．PCP だと思ったけどよくならな

JCOPY 498-11722

い……とかいうとCMVのことが多いです．一次予防はコスト，耐性，副作用のリスクなどを勘案して通常は行われません．治療は，

バリキサ®（バルガンシクロビル）かガンシクロビル点滴

で行われます．両者の治療効果は同等と考えられています．ガンシクロビル眼内インプラントも網膜炎には検討されます．二次予防はCD4が100以上を長く維持できたら中止できるかもしれません．

ガンシクロビル　5 mg/kgを点滴で12時間おきで14〜21日．
その後，バルガンシクロビル（バリキサ®）　900mg 1日1回にして治療

あるいは，

バルガンシクロビル　900 mg 1日2回（1日量1,800 mg）を14〜21日．
その後，900 mgを1日1回に

網膜炎が視力に影響しているときは，

眼内ガンシクロビルインプラントを6〜8カ月おきに

ガンシクロビル耐性のCMVにはホスカルネットやcidofovirを用いることがあります．cidofovirはHIV治療薬研究班から入手可能でしたが，本書執筆現在は入手不可能なようです．

この他の日和見感染については，比較的稀なこともあり，本書では割愛します．上掲のガイドラインをご参照ください．

参考文献

本書はあくまでもHIV初めて〜の方にすんなり入っていただくための入門書です．網羅的な記載にはなっていませんし，そうする目的も本書にはありません．よって，足りない部分は諸々の文献をご参照ください．

HIV感染症治療研究会　HIV感染症「治療の手引き」

http://www.hivjp.org/

日本での治療は，これが定番です．本書は第25版（2022年2月発行）などを参照しました．ウェブ上で最新のものをゲットしましょう．

ClinicalInfo.HIV.gov guideline

https://clinicalinfo.hiv.gov/en/guidelines

以前からDHHSガイドライン，と呼んでいたもので，ここも定番です．アメリカの治療についてまとめられています．本書で参照したのは2022年9月改定のもの．

International Antiviral Society USA

https://www.iasusa.org/2022/11/30/antiretroviral-drugs-treatment-prevention-hiv-infection-adults-2020-recommendations-of-the-international-antiviral-society-usa-panel-2022/

ここも定番で，アメリカ医師会雑誌JAMAに定期的にガイドラインを発表しています．本書で参照したのは2022年12月改定のものです．

EACS

https://www.eacsociety.org/guidelines/eacs-guidelines/

欧州のガイドラインで，2021年10月版（version 11.0）を参照しました．今回は，ここからたくさん引用しています．非常に包括的で読みやすくて便利です．なんと日本語版もあります．

薬剤耐性 HIV インフォメーションセンター

https://www.hiv-resistance.jp/resistance04.htm

薬剤耐性検査についてのガイドラインです.

エイズ治療薬研究班サイト

https://labo-med.tokyo-med.ac.jp/aidsdrugmhlw/portal

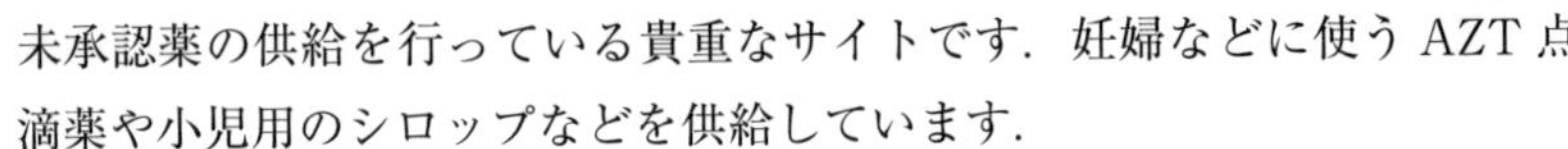

未承認薬の供給を行っている貴重なサイトです．妊婦などに使う AZT 点滴薬や小児用のシロップなどを供給しています.

熱帯病治療薬研究班

https://www.nettai.org/

日和見感染の治療薬の未承認薬はこちらからも入手可能です.

CDC の性感染症ガイドライン

https://www.cdc.gov/std/treatment-guidelines/default.htm

スマホのアプリもあります．便利ですね.

巻末対談

「HIV/AIDS診療の黎明とこれから」

国立国際医療研究センター
エイズ治療・研究開発センター 名誉センター長

岡 慎一

岩田健太郎

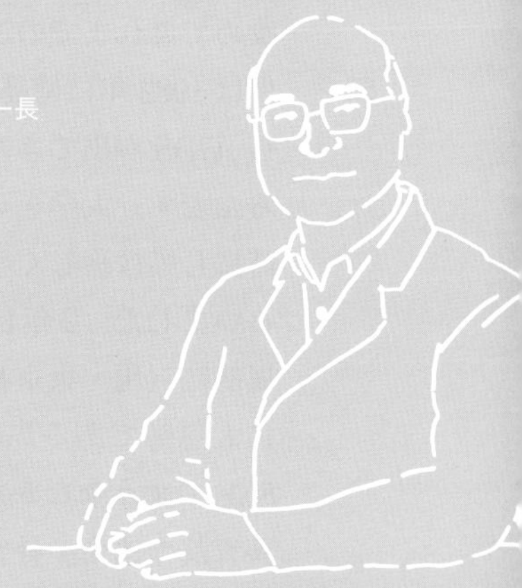

2023年6月9日　オンラインにて対談

本対談は，中外医学社発行「J-IDEO」Vol.7 No.5（2023年9月号）に掲載されたものを再録したものです．
再録にあたって，一部修正を行いました．

岩田　今回は岡先生がACC（エイズ治療・研究開発センター）を退職されたということ，それから先生が昨年「Global Health & Medicine」に「AIDS at 40th: The progress of HIV treatment in Japan」という総説論文を書かれ，AIDSが見つかってから40年という節目の時期ということもあり，先生にHIVについて当時のことを含めたお話をいろいろとうかがえればと思います．どうぞよろしくお願いします．

岡　よろしくお願いします．

1982〜1987年

岩田　岡先生はHIV業界で非常に有名な方でいらっしゃいますが，よろしければ改めてこれまでのご経歴を教えていただければと思います．

岡　僕は1982年に徳島大学医学部を卒業しましたが，その前年の12月ごろからAIDSが出てきたので，自分の医師としての人生とAIDSとがほぼ重なるんです．大学を卒業した後，浜松医科大学にいきました．浜松医大は当時にしては珍しく全科ローテーションで，非常に充実した研修をさせてもらいました．2年目は学外に出るという流れだったので，東京都養育院附属病院（現・東京都健康長寿医療センター）の感染症科に行き，そのときに大恩師である島田馨先生に出会いました．浜松医大ではネフローゼやSLEのようななかなか治らなくてじれったい慢性疾患がメインでしたが，養育院の感染症科で意識がない老人が抗生物質でスパッと治るのを見て非常に魅力に感じ，感染症をやりたいと思うようになりました．まだ浜松医大のローテーション中だったのですが，当時の浜松医大の教授に「もっと感染症を勉強したいです」と言ったら，「わかった，お前を破門にする」と言われ（笑），養育院に残ることになりました．その後島田先生が東京大学医科学研究所の教授になられたので，自分も1986年に東大医科研に移りました．卒後5年目，今で言えばちょうどこれから専門医を取ろうかなというぐらいのときでした．島田先生は日本で初めてMRSAを取り上げた先生で，嫌気性菌を日本に導入して，*Clostridium difficile*を扱ったりもされていて，僕の学位論文も*C. difficile*でした．

岩田　医科研には大学院生としてお入りになったんですか．

岡　いえ，医員として入りました．

岩田　では，臨床メインで研究もやる，といった形でしょうか．

岡　そうですね．ちょうどそのころ，血友病の団体がHIV 感染の有無を告知してほしいと言って島田先生のところにやって来ました．当時はがんの告知もしないような時代で，AIDS もなかなか告知されませんでした．ですから二次感染などさまざまな問題が起こりました．島田先生は外来で血友病患者さんのHIV 検査と告知を始めたのですが，陽性者には告知だけで終わるわけがなく，その後フォローすることになったため僕自身もHIV に関わるようになりました．

岩田　当時はどうやって検査をされていたんですか．

岡　現在と同じくELISA 法ですね．

岩田　ELISA でとって，ウエスタンブロット法で確定のような感じですね，なるほど．

岡　当時は誰が採血をするかというのが問題になりました．看護師さんはしてくれませんでしたから．だから外来で採血をして，入院したらまた受け持ちになって……というようなことをずっとやっていました．

岩田　当時，血液曝露以外の医療行為で医療従事者にHIV 感染しないということは知られていたのですか．

岡　いやいや，すべてが未知で，当時はやっぱり怖かったですね．

岩田　そこは未確定なところがあったのですね．

岡　針刺しをすると感染するかもしれないとか，カリニ重症で入院した患者が咳をしたりするとなんとなく怖いなと感じることはありましたね．ですから今にしてみると過剰な対応，たとえばガウンを着たりだとか，そういうことはあったと思います．

岩田　なるほど．

岡　最初の1例目は非常に教訓的で，バクタアレルギーのひどい重症患者でした．あらかじめ来るとわかっていなかったのでなんの準備もなくドタバタでした．結局3日ぐらいで亡くなられてしまいましたが，その後は看護部，検査部ももう二度と取るなの大合唱でした．

岩田　そんな時代だったんですね．

岡　反省点は多くありました．採血した針をどこに捨てるかもわからなくて．当時は膿盆に針を捨てたりしていましたからね．

岩田　え，そうなんですか．

岡　針の上にガーゼが載っていて，それを捨てようとして針刺ししてしまった，なんていうことは日常茶飯事でしたね．

岩田　それだとたしかに危ないですね．

岡　しかも1986〜1987年当時は治療薬がなかったものですから，インターフェロンを使ったりしていました．キノコを煎じたものとか，免疫に効きそうだというものとか，いろいろな薬が筍のように出てきましたが，そんなものが効くはずがありません．唯一あった抗ウイルス薬が当時B型肝炎に使われ出したインターフェロンでした．しかしそのインターフェロンも，どれぐらいの量をどう使えばよいかがわかりませんでした．ただ対象者の多くは血友病患者で，彼らは自己注射をやり出した時期でした．ですからインターフェロンの自己注射もできるだろうと考え，自宅で注射するための教育入院を行うことにしました．ひとチーム5, 6人ずつ入院させて，皮下注の打ち方を教えました．月曜日に入院して金曜日に退院の5, 6クールぐらいでしたかね．そうするうちに針の捨て方やゴミの扱い方など，だんだん病棟も慣れてきました．当時の師長さんが「私は感染症科の師長としてずっとやってきたんだから，ここで怯んだら私の一生が台無しになる」と言って，ゴミの処理から何から率先して全部やってくれたんですよ．その師長さんを見て，他のスタッフも手伝ってくれるようになったように思います．

岩田　なるほど．師長さんや看護部の協力は非常に重要ですよね．

岡　それがないとできませんよ．

岩田　在宅や透析でHIV患者さんを診てくださいというときに，多くの医療機関では看護部や事務方が大反対して，各部署を回らないとなかなか同意していただけない……というのは現在も同様ですから，1986年当時はさらに大変だったろうなと想像します．

岡　先ほどの師長さんのような心意気は本当のプロだなと思いましたね．そうして軌道に乗ってはきましたが，しかし本当にHAART（Highly Active Anti-retroviral Therapy）療法ができるのはそこから10年後です．

岩田　1997年ぐらいですよね．

岡　それまでの間，たくさんの患者が免疫不全になって亡くなりました．ただ，言い方は適切ではないかもしれませんが当時が一番interestingな時代でした．

岩田　と，言いますと．

岡　当時，本当にたくさんの方が亡くなってしまいましたが，ほぼすべて剖検させてもらっていましたから，こういう免疫不全が起こってきたときの臓器はどうなるかとか，いろいろとわかるわけです．免疫不全で起こるさまざまな感染症をつぶさにみることができたのは，非常によい知識になったと思っています．

岩田　僕はアメリカで AIDS のトレーニングを始めたので，ART（HAART）がなかった時期の日和見感染症（OI）の対応法など，日本の状況についてあまりよく知りませんでした．入院患者はニューモシスチス肺炎（PCP）や MAC などが多かったのではと想像しますが，実際はどういったものが多かったんでしょうか？

岡　PCP です．

岩田　PCP が圧倒的に多かったんですね．ST の予防というのはどうでしたか．

岡　予防は行っていました．ただそうは言っても，やっぱり CD4 が 0 になっていきますから．カリニはすごく多かったです．

岩田　横浜で 1994 年に国際 AIDS 会議がありましたよね．そのとき僕は医学生だったのですが，ボランティアで学会発表を和訳して，それを患者さんやボランティア団体に回すというお手伝いをしていました．あのときも「これでエイズが治るキノコ」のようなまじないじみた治療のポスターが大量に掲載されていました．たくさんの治療法が検討されているというのは，「これという決定打がない」の証左ですからね．1994 年でもそうだったのですから，1980 年代というと想像を絶する感があります．

1988〜1989 年

岡　1988 年に NIH（アメリカ国立衛生研究所）に AIDS の勉強をしに行きました．NIH でインターフェロンの治験をやっていましたから，それを見せてもらおうということで．

岩田　なるほど．

岡　僕らが医科研で使っていたときは投与量もわかりませんでしたから．恐る恐る 1 回 300 万単位を週 3 回ぐらい打ってみようという感じでした．

岩田　当時 PEG インターフェロンもなかったですからね．

JCOPY 498-11722

岡　そうすると副作用は少ないのですが，当然効くはずもないんです．

岩田　そうですね．

岡　一方で，NIH では 3,500 万単位を連日打っていたんですよ．

岩田　ああ，そうなんですか．

岡　それだけ打つとやっぱりウイルスの抗原は下がるんですね．ところが患者さんはもう副作用でぐったりですよ．

岩田　当時，PCR ができていたんでしょうか？

岡　いや，ないです．

岩田　するとどうやってフォローしていたのですか？

岡　P24 抗原ですね．

岩田　P24 抗原を測って，定量してやっていたということですね．

岡　当時の NIH には「薬というのは効かなければだめなんだ」という考えがありました．ですから投与量がわからないときには dose escalating study でした．どんどん増やしていって，副作用が出たら半分の量で維持する．当時の日本はどちらかというと，効かなくても副作用がなければいいだろう，という考え方でしたが．

岩田　そうですよね．抗菌薬でもそういうところがありましたね．

岡　認知症の薬などもそうですね．効くかどうかもわからない薬がずっと投与されているという，いわばおまじない医療みたいなものです．

岩田　AZT もアメリカは当初ものすごく高用量で使っていたと言われていますものね．

岡　1,200 mg です．この量を日本人に投与すると貧血で倒れます．アメリカ人に聞くと，AZT は楽だけどインターフェロンはつらいんだそうです．僕らが日本で使っていたインターフェロンは量が少ないから，逆にインターフェロンは楽だけど AZT は無理だと言われました．

岩田　なるほど．

岡　さっき PCR のお話が少し出ましたが，NIH に行った 1988 年がちょうど PCR が出始めた時期でした．

岩田　ああ，そうだったんですか．

岡　出始めと言っても分子生物学の世界において PCR を使うといろいろできるということが言われ始めた時期で，AIDS にはまだ応用されていませんでした．当時のボスに PCR をやらせてくれと言いましたが，どうも NIH

のなかではやっていなくて，PCR の研究をやっているジョージタウン大学に行けと言われそちらに PCR を教えてもらいに行きました．PCR も，その当時はまだ半定量なんです．

岩田　半定量というのはどういうものですか．

岡　Liquid hybridization です．PCR を増やした後でプローブに P35 をつけて liquid hybridization を行います．その後，ゲルをフィルムに expose させ，それを 10 分後，1 時間後，24 時間後の 3 回ぐらい焼くんです．何分後のところでバンドが出てくるか強さをみるという，かなりいい加減なものですね．

岩田　なるほど．

岡　そのころベータスキャナーが出始めの時期で，それを使ったらちゃんとした数字が出るのではないかと考えました．それで日本に戻ったのですが，医科研のすごいところはそういう機械がすべて揃っているんですよ．

岩田　そうなんですか．

岡　それらの機械を使ってウイルス定量をやればインターフェロンや AZT の効果がわかるだろうということで定量系を作りました．

岩田　なるほど．先生が NIH から医科研にお戻りになったのは何年ぐらいのことですか？

岡　1 年しかいませんでしたので，1989 年です．戻ってすぐに先ほどの件を立ち上げました．大変だったのは，当時は今でいうキットはありませんでしたから試薬を自分で作らなければいけませんでした．試薬だけで実験台がいっぱいになるぐらいで，それを 1 回ごとに集めるという，そうした準備だけで半年近くかかりました．ラッキーだったことに，さっき言ったように機材が揃っていたので，24 時間 expose していたのがベータスキャナーを使えば 20〜30 分で数字が出てきて，ウイルス量が数値でわかるようになりました．それで AZT やインターフェロンの治療効果をみることができました．ただ，僕はプロウイルスで PCR をやっていたんですよ．当時逆転写の酵素がまだなかったので，RT-PCR で RNA は測れなかったんです．

岩田　DNA でやっていたんですね．

岡　そうなんです．プロウイルスだからびくともしなくて，いくらやっても効かないんですよ．

岩田　治療効果自体は判定できなかったということですね．

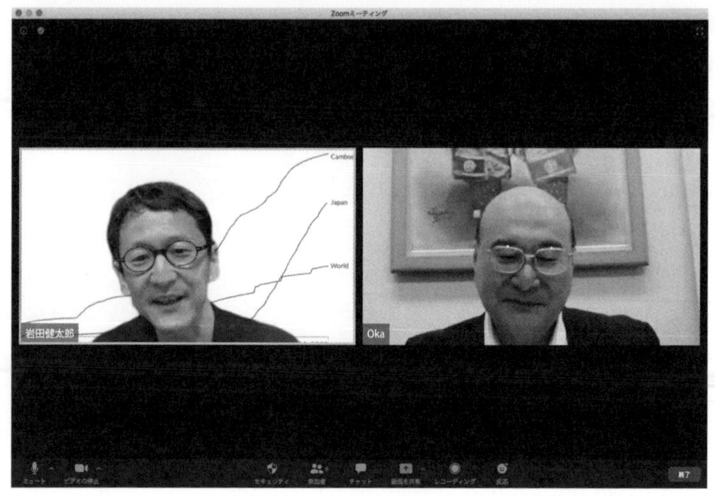

岡　できませんでした．もしあの当時RNAをやっていたらわかっただろうし，それで定量キットを作っていたら今ごろ大金持ちになっていたかもしれません（笑）．ただPCRは当時非常に魅力的な方法で，HIVだけではなく結核やカリニなど，培養に時間がかかるもの，培養できないものがあっという間に診断できるんですよね．

岩田　コロナ時代になって一般の人までPCRという言葉を知るようになりましたが，当時PCRを臨床で使うという発想はなかったかもしれないですね．

岡　まったくありませんでした．NIHもPCRで定量はできないと当時言っていました．何十万倍にも増やすのに定量なんかできるはずがないと．

岩田　血中ウイルス量をPCRで定量するようになったのは2000年ぐらいでしたか．

岡　その少し前ぐらいですね．

岩田　そのころに400コピー/μLぐらいまでわかるようになったのでしたよね．すごい隔世の感があります．

岡　医学の進歩はすごいですね（笑）．

岩田　本当ですね．

岡　日本に戻ってきてから，手始めにカリニのPCR診断を始めました．僕らはカリニで大勢の患者さんを失いましたから．それでかなり早期に診断できるようになって，ずいぶん治療に結びついたと思います．

JCOPY 498-11722

岩田　そのころの治療は ST 合剤がメインだったのですか？

岡　ST 合剤とペンタミジン，その二つでした．

岩田　ステロイドを併用するようになったのが 1990 年以降ぐらいでしょうか．

岡　ステロイドはその当時から使っていました．

岩田　そうなんですか．

岡　ガイドラインがあったわけではないのですが，重症 PCP にはステロイドをよく使っていました．

岩田　経験的にわかっていたんですね．

岡　そうですね．パルスもやっていましたし．

岩田　そうなんですか．

岡　ええ．当時の医科研では外科が腎移植も行っていたのですが，移植患者がひどい全身のクリプトコッカス症を起こしてくるようなこともありました．そういった患者はすべて僕らのところに来ていました．

岩田　当時の腎移植はステロイドで免疫抑制ですか．タクロリムスなどを使っていたんですか？

岡　タクロリムスはまだありませんでした．

岩田　ステロイドを大量に使って，という感じでしょうか．

岡　そうです．通常のステロイドでは効かないので，パルスをしていました．僕たちは重症感染症には比較的よくステロイドパルスを使っていました．

岩田　そうだったんですね．

1990 年～

岡　カリニはすごく面白くて，1990 年ごろにあれは真菌だというのが Nature に報告されました．

岩田　そうか，たしか最初は原虫って言われていたんですよね．

岡　そうなんです．真菌なら細胞壁に β グルカンやマンナンをいっぱい持っているだろうということで β グルカンを測ってみたところ，普通の深在性真菌症よりカリニのほうが β グルカンが高いことがわかりました．今でこそ当たり前のようにカリニの補助診断に β グルカンが使われていますが，1990 年前半にわれわれが世界で一番初めに発見しました．

岩田　1990 年代後半，たしかにアメリカでは測っていませんでした．PCP やカンジダなど，他の真菌目的でも測っていなかったと思います．

岡　製薬会社から，あるマンナン阻害剤を真菌症に使えないかと言われたこともありました．データを見ると真菌症に対しては少し弱いんですね．でもマンナン阻害というのがすごく魅力で，カリニに効くかもしれないからとヌードマウスのカリニ肺炎モデルで治療してみると非常に効きました．これは薬になる，というので論文を出したりしていたのですが，動物実験でひどいアレルギーが起こって，製薬会社がやめてしまいました．もしうまくいっていれば新しい治療薬になったのではないかと思うのですけどね．

岩田　当時はキャンディン系抗真菌薬もPCPに効くのではないかとか，さまざまなものが試されては潰れて，を繰り返していましたよね．

岡　当時われわれが扱っていたベナノマイシン，これは薬にはなっていないものですがバクタやペンタミジンよりよく効きました．

岩田　そうだったんですか．どういう系統の薬なんですか？

岡　マンナン合成阻害剤です．予想した通りばっちりよく効きました．

岩田　なるほど．1990年代前半はOIとの闘いというか，最終的にはAIDSが進行してお亡くなりになる，という感じでしょうか．

岡　患者さんには申し訳ないことですが，AIDSの自然経過をみることができました．治療がないので右肩下がりにCD4リンパ球数が下がっていくなかでさまざまなパターンをとる人たちがいました．ずっと安定している人，ある日突然悪くなる人……こういう人たちのウイルスの遺伝子を調べて，どこのアミノ酸が何に変異したときに急激に悪くなるのかをみるというのも当時の研究対象でした．治療薬が出てからはそんなことはみるまでもなくなり，病態についても言われなくなりましたが．

岩田　HAARTの出始めのときも，誰にHAARTを提供して誰に提供しないかというのは，副作用も非常に多かったということもあって現在よりもかなり厳密に議論されていましたよね．

岡　そうですね．1997年以降になると薬がどんどんよくなっていく一方で副作用は強かったので，当時のわれわれの興味は，より副作用を少なくするテーラーメイド治療ができるかどうかに移っていきました．たとえばエファビレンツを投与すると20人に1人ぐらいの割合で患者が暴れるんです．なぜかと思ってチトクロームを調べていったら，2B6のone point mutationで血中濃度が5～6倍高くなるんですね．

岩田　たしか日本で見つかったんですよね．当時そういう患者さんがいると聞いてびっくりしたことがあります．

岡　はい，世界で初めてわれわれが見つけました．それを事前に調べればいわゆるテーラーメイドになるのではないかと．そういった遺伝子を持っている人に対しては薬の量を 3 分の 1 に減らせば副作用が軽減されてばっちりうまくいくのですね．あとは d4T で，一部の人にだけものすごくひどい副作用が起こって，亡くなることもありました．

岩田　d4T というのは知らない読者もいらっしゃると思いますがスタブジン（ゼリット®）ですね．いわゆる d-ドラッグといって当時は NRTI でかなり使われていましたが，今は誰も使わなくなりましたね．

岡　D-ドラッグは DDI，DDC，d4T……，d4T が当時世界で一番使われた薬なんですよね．

岩田　今でも途上国では時々見ますよね．

岡　たしか 2010 年ぐらいに WHO がもう使うなと言って，それでもう使われていないと思います．

岩田　2014 年にタイのチェンマイ大学に行ったのですが，一番安い保険だとまだ d4T が使われている人がいました．タイでは軍人と僧侶がレベルの高い医療保険でツルバダ® などが使われていて，一番下の保険では d4T が入っていたような記憶があります．

岡　GPO-VIR といって，d4T/3TC/NVP の合剤がありましたが，タイで作っていたんですよね．

岩田　知りませんでした，タイで作っていたんですか．

岡　d4T では，ある人はひどい lactic acidosis が起こりますが，多くの人はそんなに副作用が起こりませんので，これもおそらくなんらかの point mutation，SNPs（Single Nucleotide Polymorphisms，スニップス）だろうと考えました．これにはけっこう手こずりましたが，Polymerase Gamma がミトコンドリア DNA の合成酵素なので，そのなかに point mutation があると考え，ひどい副作用を起こした 5，6 人とまったく起こさない 5，6 人をコントロールにとって，Polymerase Gamma のシークエンスを見ました．すると 1 人だけ point mutation が見つかりました．その人の遺伝子の部位を人工的に作ると，やはり酵素活性が落ちていました．しかも homozygous で持っていましたので，その人にたまたま起こった変異ではなく人種のなかにいるだろうと考えられました．その人はタイ人だったんですね．

岩田　そうなんですか．ちなみに当時の患者さんの population はどれぐらいの割合だったのでしょうか．

岡　血友病の人がまだまだ多くて 20〜30%，MSM（men who have sex with men）が 40〜50%，あとは外国人も 20% ぐらいいたと思います．

岩田　外国人はアジアの方が多かったのですか．

岡　そうですね．タイやミャンマーの患者さんが大勢いました．

岩田　なるほど．

岡　遺伝子配列をずっと見ていた当時の大学院生が，ここまで来たらタイの部族について調べたいとタイまで出かけたことがありました．日本でいうお盆のような時期に親戚が集まるとのことでしたので，そこへ行って患者さんの親戚 20 人ぐらいの口腔粘膜を採取したところ，やはり何人かいました．ヘテロの人もいたのですが，さらに彼らがどうなるかを見てみたいとなったとき，患者さんの妹が日本に遊びに来るというので，医療センターに来てもらって採血させてもらったところ，ヘテロでも同じ変化が起こりました．ですからタイのある地域においては，ひどい lactic acidosis が起こってもおかしくないということがわかりました．日本人でもものすごい数を調べてみましたが出てきませんでした．

岩田　リポジストロフィーのようなものを起こす患者さんは日本人でもいらしたんですか．

岡　大勢いました．

岩田　しかし lactic acidosis などはそんなにいなかったということですね．

岡　はい．ひどい lactic acidosis を起こす SNPs はタイのある部族にはあったけれど，日本人にはいませんでした．日本人にとっては幸運でしたね．

岩田　ニューヨークで研修をやっていた1998年，日本在住のアジア系の患者さんが旅行先のニューヨークで DDI の lactic acidosis を起こされたのを診たことがありました．当時の僕は人種について何も考えていませんでしたが，アジア系だと，そういった方がいるのかもしれませんね．

1996 年〜

岩田　先生が医科研から国立国際医療研究センターに移られたのはいつごろです

JCOPY 498-11722

か？

岡　1996 年の 10 月です.

岩田　どういったいきさつだったのでしょうか.

岡　1996 年 3 月に血友病の裁判の和解があり，1 年後に ACC を作ることが決まりました．その半年前，準備のために移ってくれと言われました.

岩田　ACC というのは裁判の結果できたものなのですか.

岡　ええ，そうなんですよ.

岩田　当時の医科研には AIDS を担当されているスタッフは何人ぐらいいらしたんですか.

岡　感染症内科のメインはすでに AIDS になっていましたから，医師が 5～6 人はいたと思います.

岩田　その方々が全員 ACC に移られたということですか.

岡　全員ではありませんでしたが，かなり後になって移ってきた人もいます．ナースも何人か一緒に来てくれましたね.

岩田　当時，東京では都立駒込病院などさまざまな病院で AIDS 患者さんを診ていたと思います．研究と臨床は医科研や ACC，駒込などは診療メインという理解でよろしいですか.

岡　そうですね，そんな感じだったと思います.

岩田　なるほど，わかりました.

岡　当時僕らが厚生労働省に要望したのは「臨床研究のできる施設を作ってほしい」ということでした．たとえば SNPs を調べたり薬剤耐性を調べたりというのは，臨床データを使ってすぐに調べないとなかなかできませんから．そうして ACC にラボが作られたおかげで，われわれは自分たちの手でいろいろな研究ができました．それは非常にありがたいことでしたね.

岩田　たしか ACC ができた直後ぐらいに HAART が登場しましたね.

岡　ええ．僕らにとっても幸運でした．ACC ができてから亡くなる方は激減しましたので.

岩田　そうでしょうね.

岡　一方でその後は MSM の患者が増えてきました．僕が ACC に移ったときに患者さんも医科研からどっと移りましたが，100 人超ぐらいでした．今では患者登録者数が 5,000 人を超えていますからね.

岩田　そうですよね．劇的に予後が良くなって，みなさんお亡くなりにならなくなりましたから．感染者が発生する限りは増えていきますよね．

岡　クリニックで診てもらえるのが東京のよいところなので，予後の良い人はどんどんクリニックへ戻しています．

岩田　年に1回ぐらいACCで診て，あとはクリニックで，という感じですか．

岡　そういう人もいます．日常的に安定している人は，もうそんなに手がかかりませんから，薬だけ処方してもらえればよいですし．土日や夕方に診てくれるクリニックだと，患者さんも仕事を休まなくてよいから喜ばれますね．

岩田　やはり東京はだいぶ進んでいますね．兵庫県では指定病院が診ていたHIV患者さんをクリニックに移すことがほとんどできてないのが現状です．在宅の場合も，すったもんだのうえなんとか移す……みたいな．

岡　そういう面では，東京は割とフレキシビリティがあります．たとえば，指定医は1人，1ヵ所の病院じゃないとだめという指定があります．でもそういうクリニックにいても，われわれのところにも時々通ってきます．そういうことをACCも認めてくれるんですね．だからわれわれとしても送りやすいし，困ったらいつでもわれわれのところに来てくださいと言うこともできます．

岩田　なるほど．やはりこの病気は，田舎に行けば行くほど困難度が高まっていくんですよね，いろいろな意味で．

岡　そうだと思いますね．

岩田　いまだに四国あたりから神戸に引っ越してこられる方もいます．先ほど兵庫県は大変だと言いましたが，中国地方や四国はもっと大変だと思います．

岡　でしょうね．

岩田　ここまで非常に興味深いエピソードをお聞きできてとても面白かったです．

2023～2030年

岩田　先生方のご尽力もあって，今ではほとんどの患者さんの予後が非常に良くなりました．アメリカではAIDS病棟がすべてなくなりましたし，状況が劇的に変わったと思います．そのようななかで今後の日本のHIV診療の展望といいますか，向こう10～20年ぐらいでHIV診療はどうなっていくか，もしくはどうあるべきとお考えになっているかを教えていただけますか．

岡　治療はものすごく進歩していて，1日1回1錠で非常によく効くし副作用も少ないという，もはや専門医が要らないレベルにきています．注射薬も新しいものが次々に出て，今はもう2ヵ月に1回注射すれば薬を飲まなくてもよいという時代になっています．まもなく6ヵ月に1回というのも出てくるでしょうね．そうなると半年に1回，病院で注射を打ったらそれで終わりという，治りはしないけどそれにかなり近いところまではきているんだろうと思うんです．ですから，HIV 自体がそんなにもう問題にならないのではないかと思います．

岩田　なるほど．

岡　ただ，現在しきりに言われているのはエイジングですね．HIV 患者はがんが多かったり，循環器系の問題が多かったり，いろいろ大きな問題があります．General populations に比べると 10 年ぐらい早いんですよね．Premature aging が起こっているのはなぜか．これは非常に面白い研究対象だと思います．それが克服できれば，さらに健康な人に近づけるのではないかと思っています．僕は定年になってしまいましたが，次世代の研究として望むところは，premature aging がなぜ起こるのかということです．ウイルスが消えたとは言ってもどこかに残っているので，おそらく inflammation がまだずっと続いているのでしょうね．それを抑えて，発がんや動脈硬化を抑えるようなことができるようになればと思います．

岩田　新規感染者の減少についてはいかがでしょうか？

岡　2030 年，日本はやる気になれば新規感染ゼロにできると思います．

岩田　2030 年に．

岡　もうすでに，今の東京都ではかなり減っています．

岩田　それはなぜでしょうか．

岡　PrEP（Pre-Exposure Prophylaxis; プレップ）の普及ですね．

岩田　これは皆さん，輸入してお使いになっているんでしょうか．

岡　ジェネリックを輸入していますね．PrEP を承認していない国というのはもはや 10ヵ国を切るぐらいになっていて，先進国では日本だけなんです．あとはソマリアとかエクアドルとかそういう国だけ．予防に関する日本の政策はかなり遅れています．われわれも 2018 年ごろから PrEP を薬事承認してくれとずっと言っているのですが……コロナの影響もあるのかもしれませんが，なしのつぶてなんです．

岩田　AIDS 学会が最近 PrEP のガイドラインを出しましたね．

岡　いくら待ってもだめだから，先に案を出して，ジェネリックでどんどん使ってもらおうじゃないかということです．われわれは 2017 年に Sexual Health クリニックというものを作りました．ACC では HIV ポジティブな人を診るけれど，そこではそうではない HIV ネガティブの MSM の人たちを定期的にフォローしていって，そこを母体にして PrEP をやろうと．

岩田　なるほど．

岡　今ではもう 3,000 人近くが通ってきています．初めはあまり来ないんじゃないか，感染していない MSM が 3 ヵ月に 1 回も来てくれるかなと思っていたら，ヘルスリテラシーが高い人が多いんですね．3 ヵ月に 1 回来て，STD（性感染症）チェックと HIV チェックをずっとやってくれています．彼らのうち 600 人ぐらいが PrEP をやっていて，やっている人たちのインシデントはゼロなんです．

岩田　日本の医学会ってわりと保守的なところが多くて，保険診療以外の診療をガイドラインで推奨するというのをすごくためらう傾向にあるような印象があります．AIDS 学会はよくやったなと感心していました．

岡　もう待っていてもだめですからね．

岩田　そこはもう舵を切ったんですね．

岡　薬事承認が取れないとわれわれもクリニックにやってくれと言えませんからね．われわれが研究でやる分にはよいけれど，その域を超えないんですよ．

岩田　なるほど．

岡　だから早く薬事承認してくれと．薬価がつかなくてもいいから，承認さえしてくれればわれわれはパッケージとして検査と一緒にやりますと．3 ヵ月に 1 回 STD/HIV のチェックをしながら PrEP をやってくれという，そのパッケージの一部として AIDS 学会で推奨を出したんですね．

岩田　なるほど．

岡　そうでもしないと無法地帯になります．検査もせずに勝手に飲んでいる人も大勢いますからね．

岩田　いい加減な薬を掴まされている人もいると聞きますね．

岡　それが一番危ないし，そここそ手を差し伸べてあげなければいけない分野です．うちにいたドクターが STD クリニックを開業しましたが，そこではジェネリックをガンガン出しているんですね.

岩田　へえ！　すごいですね.

岡　ACC と合わせると今では 4,000 人ぐらいが飲んでいます. 東京都では Sexual Health クリニックのインシデントが 3% per year, 要するに 100 人みれば 3 人感染という状況でした. Sexual Health クリニックの患者という非常に意識の高い人たちであってもそれぐらいの感染者数だったのですが, この 1 年で PrEP が数千人になってからはほぼゼロになりました. これは PrEP をやっていない人を含めてなんです. ですから, かなりコアとなる人たちに PrEP が行き渡ったのではないでしょうか. 2 万人くらいに行き渡れば東京都の感染者数は 0 になると思っていますが, おそらく ACC だけでなく周りでもやっているので 5,000〜6,000 人のかなりコアな人たちを掴んでいるのではないかと思います.

岩田　興味深いですね.

岡　ですからあと 1〜2 年経てば, 東京都の新規感染者は激減すると思います.

岩田　感染症学において, 性感染症を撲滅するのは理論上不可能だと言われている時期がありましたし, 実際梅毒などは世界的にまったく制圧できていません. でも MSM のコミュニティにおいては SNS をはじめとしたネットワークがあって, この間のエムポックスのときもそうでしたが, このコミュニティは情報交換をすることによって STD を減らすという, かつてない前例ができつつある印象があります.

岡　MSM で STD を減らすのはかなり難しいかもしれませんけどね. 日本において僕が改めないといけないと思うのは, HIV 予防も STD 予防もいまだにコンドーム一辺倒なんですよ.

岩田　なるほど.

岡　今まであれだけやってきて減らなかったのだから, もうコンドームだけではだめだということを認識する時期にきていると思います. 本気で減らそうと思ったら, HIV についてはやはり PrEP なんです. STD についても 3 ヵ月に 1 回検査をして, もし何か出たらすぐ治療すると. HIV も同じことで, 検査して見つかってすぐ治療したら広まらないわけですから. STD だってもっと PrEP の人が増えてきたら, 逆に減ってくるんじゃないかと思います.

岩田　オーストラリアなどでは PrEP で他の STD が増えたという知見も出ていま

すけど，それは定期的な検査で克服するという戦略でしょうか？

岡　その後，シドニーではピークを越えて減り始めているというデータが Clinical Infectious Diseases（CID）か何かに出ていました.

岩田　そうなんですか．それはどういう理由でしょうか？

岡　定期的に検査されるようになったからですね.

岩田　PrEP を提供するところで検査を定期的に行うということですね．なるほど.

岡　日本も同様で，定期的にとなるとものすごい数をやっていかないといけませんが，不可能ではないと思います.

岩田　そうすれば今度こそ梅毒も減らせるかもしれないですね.

岡　そうですよね．相変わらずコンドーム，コンドームと言っているだけではだめだと思います.

岩田　もし 2030 年ぐらいに新規 HIV 感染者がゼロになったら，その後は先生がおっしゃったような現存する患者さんの問題，たとえばエイジングのような問題にわれわれの関心もシフトしていくというイメージでしょうか？

岡　Premature aging については，もう今からシフトしてほしいなと思っています．発がんは多いですからね．今は治療を受けている人からは HIV 感染しませんし，PrEP が普及すればリスクのある人も感染しないようになります．PrEP は一生ものではありません．10 年ぐらいきっちり PrEP をやっていれば理論的には感染者はゼロに近づくはずなんです．ですから東京で PrEP をきっちりやってくれる人が 1 万人ぐらいに増えてくれれば，2030 年には都内の新規感染者はかなり減ると思います.

岩田　そのためにはやっぱりお金に困っている方でも PrEP が使えるようなシステムが必要ということですね.

岡　それにはジェネリックしかありませんね.

岩田　もしくは保険診療とか.

岡　もちろん本当は保険診療にすべきなんです．1 錠 500〜600 円，保険診療 3 割負担で 100 円ぐらいで買えるようにしてくれれば保険診療で十分です．飲むのは 10〜30 歳代の若い世代ですから，手頃な価格でないといけませんよね．今みたいな 1 錠数千円なんていう価格では誰もやりません.

岩田　感染者の ART のほうもジェネリックにこれからシフトしていくのでしょうか.

岡　そうなってくれるとよいですね．そうでないと医療費がもたなくなりますね．

岩田　そうですよね．個人負担はほとんど存在しませんが，感染者がまだまだ多く，また患者さんが長命になっている現在，ART のコストカットは必須だと思います．

岡　必須ですね．ですから，現在の患者さんたちが治療を継続していくために新規感染者を減らすという視点も大事ですね．

これから

岩田　最後の質問です．いまはコロナのせいもあって，感染症をやりたいという医師が世界中で激減しています．また HIV/AIDS については，先生が最初に感染症に取り組まれたころに比べると世界観がまったく変わってきています．今後，若手のドクターやナースが感染症や HIV 診療に参与することに関して，先生からメッセージをいただければと思います．

岡　まず HIV 診療について言えば，HIV だけやっていればよいという専門馬鹿の時代ではなくなり，がんも循環器疾患も糖尿病も診なければいけない，いわゆる総合診療医的になってきました．ですから HIV には一般の医師がもっと関わるべきです．それでは専門医は何をやるのか．僕がもし現役だったらやりたくてしょうがないのは，先ほどもお話ししたようになぜ premature aging が起こるのかということ．「いま何が起こっているんだろう」と患者をじっくり見ていると，やはり常に何か問題が起こっているんですよね．それがなぜだろうというのを考えて，自分の手で解明するということはものすごく面白いことだと思います．僕も今まで，どうすればウイルス量が測れるんだとか，どうすればカリニを診断できるんだとか，いろいろ考えてやってきたことがものすごく面白かったんです．これは AIDS に限らないことですが，患者を診ていくなかで何が足りないのか，何が新しい問題なのかというのを常に見て，パーフェクトでなければそれを突き詰めていくという行為はすごく面白いことだと思います．若い方々はいつも同じように患者を診るだけではなく，いろいろな方面から見て，どうしてこの人はこうなんだろうという疑問を常に持ち続けることがすごく大事だと思うんですよね．それは医療の進歩にもつながりますし，医学がもっともっと面白くなると思います．ですから「なぜなんだ」という気持ちをぜひ持ち続けてほしいですね．

岩田　本日はお忙しいところ，お話を聞かせていただきありがとうございました．

おわりに

本書の作成にあたり，中外医学社の笹形佑子様，岩松宏典様に大変お世話になりました．また，ご多忙の中，対談をお引き受けいただいた岡慎一先生に感謝申し上げます．USPSTF（US Preventive Services Task Force 米国予防医療専門委員会）はハイリスクの方への PrEP を Grade A で推奨しています．新規 HIV 感染をゼロにしようという米国の本気度がうかがわれます．USPSTF の推奨は米国連邦政府から独立した科学的なステートメントです．未だに科学が政治や行政から独立できない日本から見ると実に羨ましい推奨です．ART を活用し，PrEP が普及し，新規の HIV 感染がゼロになり，さらには本書が無用の長物になることを心の底から祈念しております．

https://www.uspreventiveservicestaskforce.org/uspstf/recommendation/prevention-of-human-immunodeficiency-virus-hiv-infection-pre-exposure-prophylaxis

2023 年 8 月

岩田健太郎

索引

■あ行

アイセントレス® 6, 12, 26, 94
アトバコン 189, 190
アバカビル 17, 109
アムビゾーム® 194
イソニアジド 138
インテグラーゼ阻害薬 26, 42, 90, 94
ウイルス量 47
エジュラント® 127
エタンブトール 138, 193
エピビル 105
エファビレンツ 118
エムトリシタビン 9, 11, 105
エムトリバ® 105
エルビテグラビル 27, 101
オデフシィ® 107, 127

■か行

カボテグラビル 103
カンジダ症 194
ガンシクロビル 195
核酸系逆転写酵素阻害薬 89
逆転写酵素阻害薬 43
クラリスロマイシン 193
クリプトコッカス髄膜炎 194
クリンダマイシン 192
ゲンボイヤ® 102
結核 138
コビシスタット 101
後天性免疫不全症候群 45

■さ行

サイトメガロウイルス感染症 194
サムチレール 189, 190, 191
サルファジアジン 192
シーエルセントリ 134
シムツーザ® 107
ジェネリック 70
ジェノタイプ検査 84
ジドブジン 116
脂質異常 184
腎障害 114
スタリビルド® 28
ストックリン® 118
ソル・メドロール® 191

■た行

ダルナビル 131
ツルバダ® 11, 143
テノホビル 8, 11, 112
テビケイ 26, 96
デシコビ® 20, 143
トキソプラズマ脳症 188, 190, 192
トリーメク 17
ドウベイト 19, 69
ドラビリン 129
ドルテグラビル 26, 96

■な行

ニューモシスチス肺炎 188, 191

■は行

バーチャル・フェノタイプ検査 84
バクタ® 188, 190, 191
バクトラミン® 191
バリキサ® 195
播種性 MAC 症 193

梅毒 193
ビクタルビ® 14
ビクテグラビル 26, 99
ビリアード® 113
ピフェルトロ® 129
ピラジナミド 138
ピリメタミン 192
日和見感染 188
非核酸系逆転写酵素阻害薬 90
非定型抗酸菌感染症 190
フェノタイプ検査 84
プリジスタ® 131
プレドニゾン 191
プロテアーゼ阻害薬 43, 90, 131
ベナンバックス® 191
ペンタミジン 189
ボカブリア 103

■ま行

マラビロク 134
免疫再構築（炎症）症候群 55

■ら行

ラバミコム® 70
ラミブジン 17, 105
ラルテグラビル 6, 11, 12, 26, 94
リファブチン 139
リファマイシン 138
リファンピシン 139
リルピビリン 127
レトロビル 116
ロイコボリン 192

■A～P

ABC 過敏症 110
ART 8
Asymptomatic Neurocognitive Impairment（ANI） 177
AZT 116
B 型肝炎 141
C 型肝炎 145
CD4 46
Clinicalinfo 9
Dual therapy 69
EACS 10
HAART 23
HBV 141
HIV-Associated Dementia（HAD） 177
Human Immunodeficiency Virus（HIV）-1 Associated Neurocognitive Disorders（HAND） 177
IAS 10
immune reconstitution inflammatory syndrome（IRIS） 55
INSTI 26, 90
MAC 190
Mild Neurocognitive Disorder（MND） 177
NNRTI 90, 118
NRTI 89, 105
opportunistic infection（OI） 188
PI 44, 90, 131
post exposure prophylaxis（PEP） 174
Preexposure Prophylaxis Initiative（PrEP） 175

付録 1 抗 HIV 薬一覧（よく使うもの）

一般名	商品名	略号	剤形	写真
INSTI				
カボテグラビル	ボカブリア	CAB	30 mg 錠	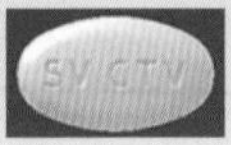
			400 mg・ 600 mg 水懸筋注	
ドルテグラビル	テビケイ	DTG	50 mg 錠	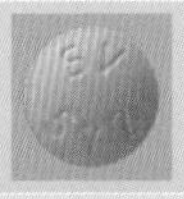
ラルテグラビル	アイセントレス®	RAL	400 mg・ 600 mg 錠	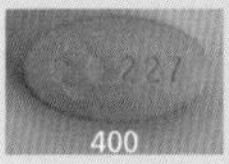 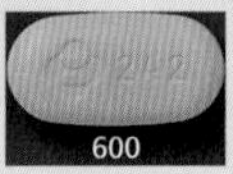 400 600
INSTI/NNRTI				
ドルテグラビル/ リルピビリン配合剤	ジャルカ配合	DTG/RPV	DTG 50 mg・ RPV 25 mg 錠	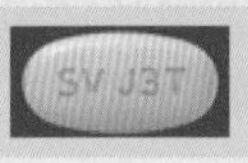
INSTI/NRTI				
ビクテグラビル/ テノホビルアラフェナミドフマル酸塩/ エムトリシタビン配合剤	ビクタルビ® 配合	BIC/TAF/ FTC	BIC 50 mg・ TAF 25 mg・ FTC 200 mg 錠	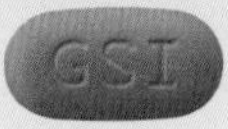
ドルテグラビル/ アバカビル/ ラミブジン配合剤	トリーメク配合	DTG/ABC/ 3TC	DTG 50 mg・ ABC 600 mg・ 3TC 300 mg 錠	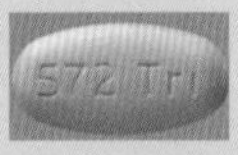
ドルテグラビル/ ラミブジン配合剤	ドウベイト配合	DTG/3TC	DTG 50 mg・ 3TC 300 mg 錠	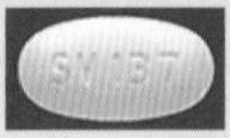

薬価（/錠，瓶）	服薬・投与方法	食事	保管方法
3,541.6円	1回1錠を1日1回	食事に関係なく服用可能	室温
176,458円/瓶 253,850円/瓶	〈1カ月間隔投与〉 リルピビリンとの併用において，通常，成人にはカボテグラビルとして600 mgを臀部筋肉内に投与する．以降は，400 mgを1カ月に1回，臀部筋肉内に投与する． 〈2カ月間隔投与〉 リルピビリンとの併用において，通常，成人にはカボテグラビルとして600 mgを臀部筋肉内に投与する．本剤初回投与1カ月後に600 mgを臀部筋肉内に投与し，以降は600 mgを2カ月に1回，臀部筋肉内に投与する．		室温保存（凍結を避けること）
3,214.1円	1回1錠を1日1回または2回	食事に関係なく服用可能	室温
1,582.1円 1,533.3円	1回1錠を1日2回 1回2錠を1日1回	室温	室温
5,387.5円	1回1錠を1日1回	食事中または食直後	気密容器，室温，除湿
7,094.1円	1回1錠を1日1回	食事に関係なく服用可能	室温，除湿
6,865.6円	1回1錠を1日1回	食事に関係なく服用可能	室温
4,792円	1回1錠を1日1回	食事に関係なく服用可能	室温

一般名	商品名	略号	剤形	写真
エルビテグラビル/コビシスタット/テノホビルアラフェナミドフマル酸塩/エムトリシタビン配合剤	ゲンボイヤ® 配合	EVG/cobi/TAF/FTC	EVG 150 mg・cobi 150 mg・FTC 200 mg・TAF 10 mg 錠	
PI				
アタザナビル	レイアタッツ®	ATV	150 mg・200 mg カプセル	150 200
ダルナビル	プリジスタ®	DRV	600 mg 錠	
ダルナビル/コビシスタット配合剤	プレジコビックス® 配合	DRV/cobi	DRV 800 mg・cobi 150 mg 錠	
ホスアンプレナビル	レクシヴァ	FPV	700 mg 錠	＊ 2024 年 3 月に薬価削除予定
ロピナビル/リトナビル配合剤	カレトラ® 配合	LPV/rtv	LPV 200 mg・rtv 50 mg 錠	
			LPV 80 mg・rtv 20 mg/mL 内用液	

薬価（/錠，瓶）	服薬・投与方法	食事	保管方法
7,040.5円	1回1錠を1日1回	食後	室温，除湿
359.2円 614.3円	〈抗HIV薬による治療経験のない患者〉 ・本剤300 mgとリトナビル100 mgを1日1回併用投与 ・本剤400 mgを1日1回投与 〈抗HIV薬による治療経験のある患者〉 本剤300 mgとリトナビル100 mgを1日1回併用投与	食事中または食直後	室温，除湿
890.8円	1回1錠を1日2回	食事中または食直後（空腹時避ける）	室温
2,038.9円	1回1錠を1日1回	食事中または食直後（空腹時避ける）	室温
526.9円	〈抗HIV薬の治療経験がない患者〉 ・本剤700 mgとリトナビル100 mgを1日2回併用投与 ・本剤1400 mgとリトナビル100 mgまたは200 mgを1日1回併用投与 ・本剤1400 mgを1日2回投与 〈HIVプロテアーゼ阻害剤の投与経験がある患者〉 ・本剤700 mgとリトナビル100 mgを1日2回併用投与	食事に関係なく服用可能	室温
296.4円	成人には400 mg・100 mg（2錠）を1日2回，または1回800 mg・200 mg（4錠）を1日1回 体重40 kg以上の小児には1回400 mg・100 mg（2錠）を1日2回	食事に関係なく服用可能	室温，除湿
139.9円	成人には400 mg・100 mg（5 mL）を1日2回食後に経口投与. 小児には体重7 kg以上15 kg未満で1 kgあたり12 mg・3 mg，15 kg以上40 kg以下で1 kgあたり10 mg・2.5 mgを1日2回食後に経口投与. 最大投与量は400 mg・100 mg（5 mL）1日2回投与.	食後	遮光，2〜8℃保存

一般名	商品名	略号	剤形	写真
リトナビル	ノービア®	rtv	100 mg 錠	
PI/NRTI				
ダルナビル/コビシスタット/テノホビルアラフェナミドフマル酸塩/エムトリシタビン配合剤	シムツーザ®配合	DRV/cobi/TAF/FTC	DRV 800 mg・cobi 150 mg・TAF 10 mg・FTC 200 mg 錠	
NNRTI				
ドラビリン	ピフェルトロ®	DOR	100 mg 錠	
エファビレンツ	ストックリン®	EFV	200 mg・600 mg 錠	200 600
エトラビリン	インテレンス®	ETR	100 mg 錠	
ネビラピン	ビラミューン®	NVP	200 mg 錠	
リルピビリン	エジュラント®	RPV	25 mg 錠	
	リカムビス®	RPV	600 mg・900 mg水懸筋注	

薬価（/錠，瓶）	服薬・投与方法	食事	保管方法
89.6 円	通常，成人にはリトナビルとして 1 回 600 mg（本剤 6 錠）を 1 日 2 回食後に経口投与する．ただし，投与初日は 1 回 300 mg を 1 日 2 回，2 日目，3 日目は 1 回 400 mg を 1 日 2 回，4 日目は 1 回 500 mg を 1 日 2 回，5 日目以降は 1 回 600 mg を 1 日 2 回食後に経口投与する． 投与に際しては，必ず他の抗 HIV 薬と併用すること．	食後	室温
4,833.2 円	1 回 1 錠を 1 日 1 回	食事中または食直後	室温，除湿
2,147.8 円	1 回 1 錠を 1 日 1 回	食事に関係なく服用可能	気密容器，室温，除湿
447.9 円 1,286.3 円	1 日 1 回 3 錠（できれば就寝時） 1 日 1 回 1 錠（できれば就寝時）	食事に関係なく服用可能（空腹時が望ましい）	室温
648.2 円	1 回 2 錠を 1 日 2 回	食後	室温
687.3 円	1 回 1 錠を 14 日間，その後 1 日 2 錠を 2 回に分割	食事に関係なく服用可能	室温，除湿
2,128.5 円	1 回 1 錠を 1 日 1 回	食事中または食直後	室温，遮光
90,582 円/瓶 130,310 円/瓶	〈1 カ月間隔投与〉 カボテグラビルとの併用において，900 mg を臀部筋肉内に投与．以降は 600 mg を 1 カ月に 1 回． 〈2 カ月間隔投与〉 カボテグラビルとの併用において，900 mg を臀部筋肉内に投与．初回投与 1 カ月後に 900 mg 投与，以降は 900 mg を 2 カ月に 1 回投与．		2〜8℃

一般名	商品名	略号	剤形	写真
NNRTI/NRTI				
リルピビリン/テノホビルアラフェナミドフマル酸塩/エムトリシタビン配合剤	オデフシィ®配合	RPV/TAF/FTC	RPV 25 mg・TAF 25 mg・FTC 200 mg 錠	GSI
NRTI				
ラミブジン	エピビル	3TC	150 mg・300 mg 錠	GX CJ7 150 / GX EJ7 300
アバカビル	ザイアジェン	ABC	300 mg 錠	GX 623
アバカビル/ラミブジン配合剤	エプジコム配合	ABC/3TC	ABC 600 mg・3TC 300 mg 錠	GS FC2
	ラバミコム®配合（ジェネリック医薬品）	ABC/3TC	ABC 600 mg・3TC 300 mg 錠	KW
ジドブジン	レトロビル	AZT（ZDV）	100 mg カプセル	GSYJU
ジドブジン/ラミブジン配合剤	コンビビル配合	AZT/3TC	AZT 300 mg 3TC 150 mg 錠	GX FC3
テノホビルアラフェナミドフマル酸塩/エムトリシタビン配合剤	デシコビ®配合（LT/HT）	TAF/FTC	FTC 200 mg・TAF 11.2/28 mg 錠	GSI LT / GSI HT
テノホビル	ビリアード®	TDF	300 mg 錠	GILEAD
テノホビルジソプロキシルフマル酸塩/エムトリシタビン配合剤	ツルバダ®配合	TDF/FTC（TVD）	FTC 200 mg・TDF 300 mg 錠	GILEAD
侵入阻害薬（CCR5 阻害薬）				
マラビロク	シーエルセントリ*	MVC	150 mg 錠	MVC 150

＊本剤の適応は CCR5 指向性 HIV-1 感染症であり，選択にあたっては指向性検査を実施すること

参考: 日本エイズ学会 HIV 感染症治療委員会．HIV 感染症「治療の手引き」．第 26 版．2022 年 11 月．http://www.hivjp.org/

（薬価は 2023 年 6 月時点）

薬価（/錠，瓶）	服薬・投与方法	食事	保管方法
6,152.5円	1回1錠を1日1回	食事中または食直後	室温，除湿
624.2円 1,158円	1日量300 mgを1日1回または2回に分ける	食事に関係なく服用可能	室温
665.1円	1日量600 mgを1日1回または2回に分ける	食事に関係なく服用可能	室温
2,197.1円	1回1錠を1日1回	食事に関係なく服用可能	室温
884.7円	1回1錠を1日1回	食事に関係なく服用可能	気密容器，室温
229.2円	1日量500～600 mgを2～6回に分ける	食事に関係なく服用可能	室温
1,128.2円	1回1錠を1日2回	食事に関係なく服用可能	室温
2,781.1円 3,991.5円	リトナビルまたはコビシスタットと併用する場合はLTを1日1回1錠 リトナビルまたはコビシスタットと併用しない場合はHTを1日1回1錠	食事に関係なく服用可能	室温，除湿
1,481.3円	1回1錠を1日1回	食事に関係なく服用可能	室温，除湿
2,509円	1回1錠を1日1回	食事に関係なく服用可能	室温，除湿
2,320.2円	1回2錠を1日2回	食事に関係なく服用可能	室温

付録 2 よく使う薬剤組み合わせ（原寸大）

テビケイ・ツルバダ®

ドルテグラビル・テノホビル・エムトリシタビン

〔DTG/TVD（TDF/FTC）〕

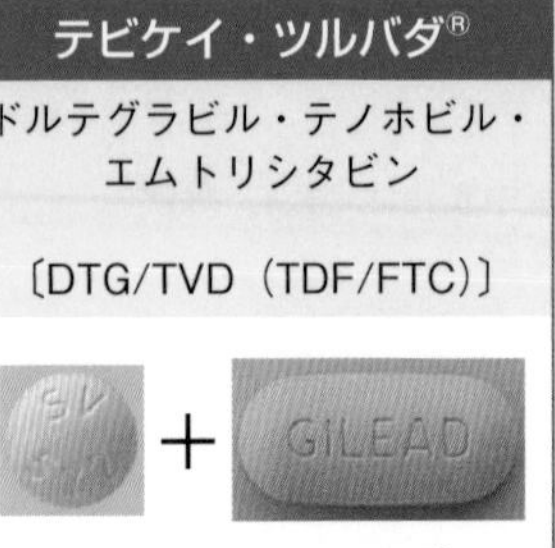

テビケイ　＋　ツルバダ®

テビケイ・デシコビ®HT

ドルテグラビル・テノホビルアラフェナミド・エムトリシタビン

（DTG/TAF/FTC）

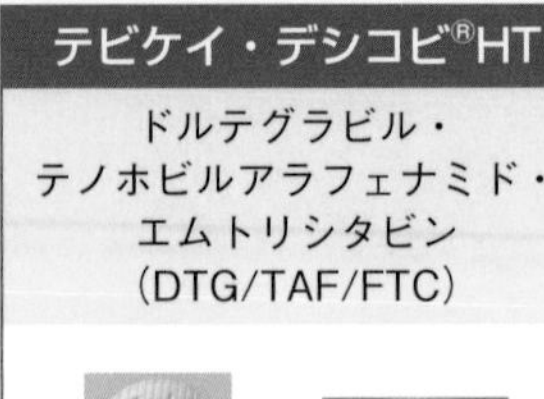

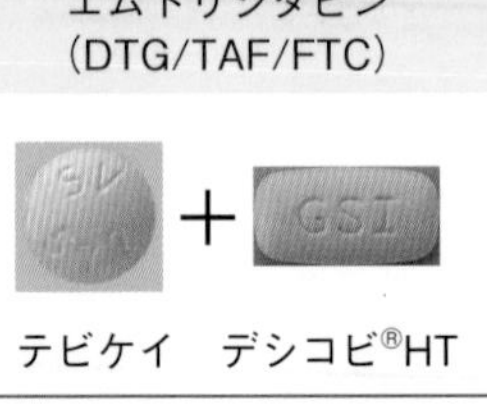

テビケイ　＋　デシコビ®HT

ドウベイト

ドルテグラビル・ラミブジン

（DTG/3TC）

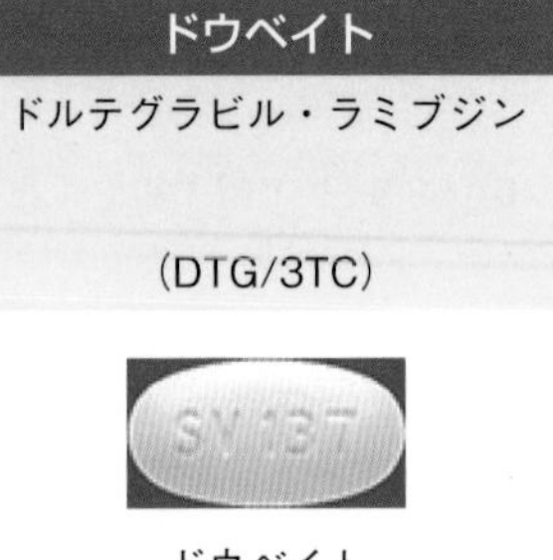

ドウベイト

ビクタルビ®

ビクテグラビル・テノホビルアラフェナミド・エムトリシタビン

（BIC/TAF/FTC）

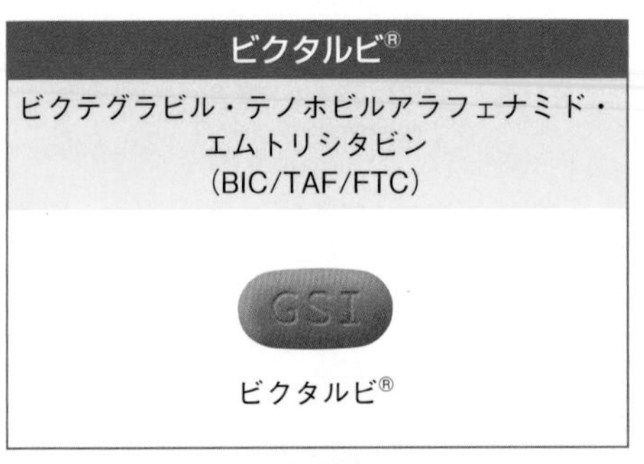

ビクタルビ®

ツルバダ®・プレジコビックス®

テノホビル・エムトリシタビン・ダルナビル・コビシスタット

（TDF/FTC/DRV/cobi）

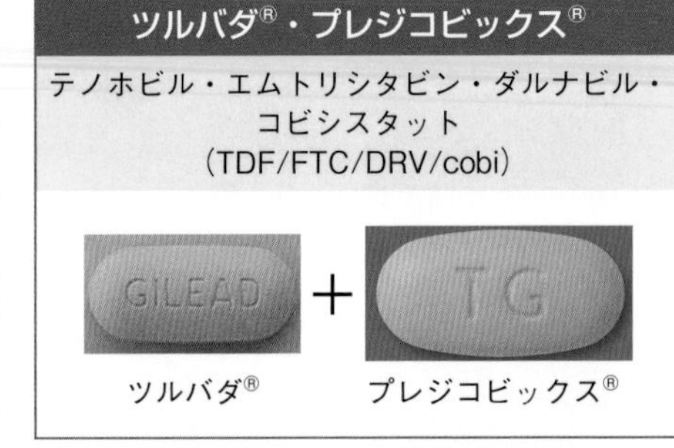

ツルバダ®　＋　プレジコビックス®

ツルバダ®・アイセントレス®

テノホビル・エムトリシタビン・ラルテグラビル

（TDF/FTC/RAL）

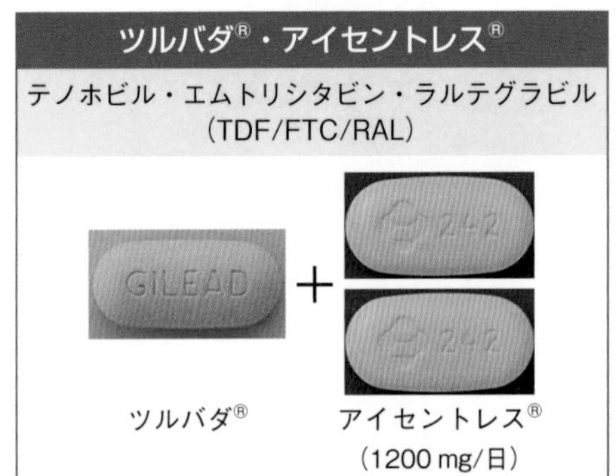

ツルバダ®　＋　アイセントレス®（1200 mg/日）

シムツーザ®

ダルナビル・コビシスタット・テノホビルアラフェナミド・エムトリシタビン

（DRV/cobi/TAF/FTC）

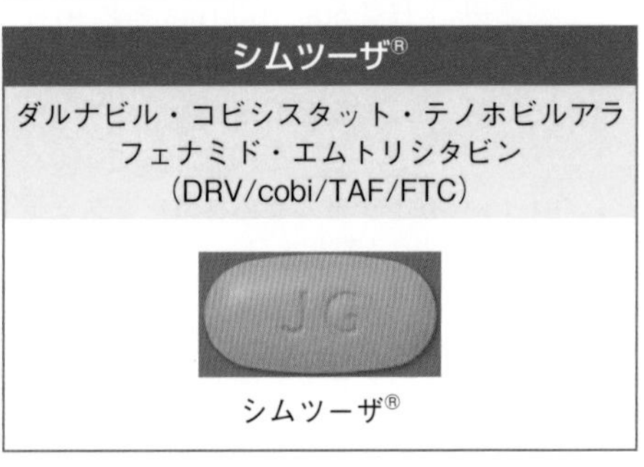

シムツーザ®

ラバミコム®・アイセントレス®

アバカビル・ラミブジン・ラルテグラビル

（ABC/3TC/RAL）

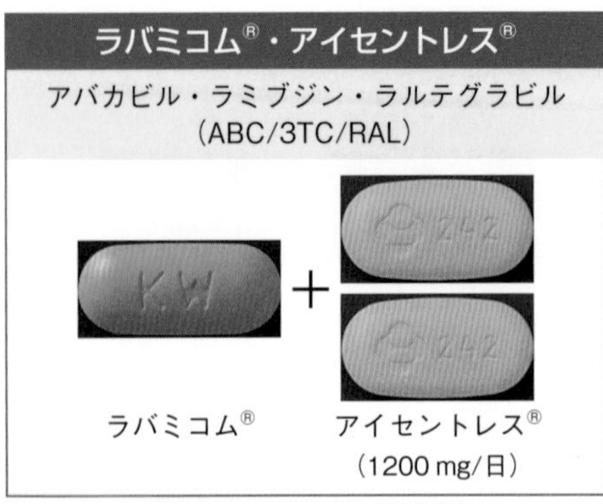

ラバミコム®　＋　アイセントレス®（1200 mg/日）

著者略歴

岩田 健太郎（いわた けんたろう）

島根県生まれ

1997 年	島根医科大学（現・島根大学）卒業
1997～1998 年	沖縄県立中部病院研修医
1998～2001 年	コロンビア大学セントルークス・ルーズベルト病院内科研修医
2001 年	米国内科専門医
2001～2003 年	アルバートアインシュタイン医科大学ベスイスラエル病院感染症フェロー
2002～2006 年	ロンドン大学熱帯医学衛生学校感染症修士コース（通信制）
2003～2004 年	北京インターナショナル SOS クリニック家庭医
2003 年	中華人民共和国一般医師免許
2004 年	米国感染症科専門医
2004 年	アイオワ州医師免許
2004 年	亀田総合病院総合診療部・感染症内科部長代理
2005 年	同部長
2006～2008 年	同総合診療・感染症科部長
2008 年～	神戸大学大学院医学研究科微生物感染症学講座感染治療学教授（現職）

抗HIV／エイズ薬の
考え方、使い方、そして飲み方 ver. 3　©
ゼロエイズと「新時代」のために

発　行	2011年 9 月10日	1版1刷
	2011年11月 1 日	1版2刷
	2019年 4 月10日	2版1刷
	2023年10月15日	3版1刷

著　者　岩田健太郎

発行者　株式会社　中外医学社
代表取締役　青木　滋
〒162-0805　東京都新宿区矢来町62
電　話　03-3268-2701（代）
振替口座　00190-1-98814番

印刷・製本／三報社印刷（株）　〈HI・YS〉
ISBN 978-4-498-11722-8　Printed in Japan